気づいたら
キレイに
＼ やせている！／

メインの
おかず
Healthy Recipes

ヘルシー料理家
にこまお

KADOKAWA

INTRODUCTION
はじめに

気づいたらキレイにやせている
メインのおかずは、
フィギュアスケーター時代の経験を活かしてうまれた、
ダイエット感いっさいなしの
ヘルシーレシピです。

[現役時代]　　　　[会社員の頃]　　　　[現在]

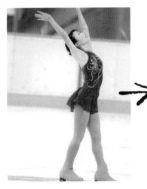 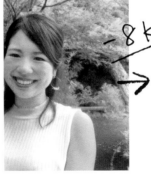 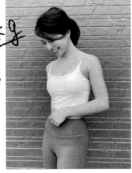

現役時代はいつもカロリーブックを持ち歩き、ストイックな食事で体形をキープしていました。

いきすぎたダイエットの反動で食事が大きく乱れた時期。我慢を強いるのではなく、栄養バランスの取れた食事で心身を満たす食生活の大切さを実感。

現役時代に実践していた高たんぱく低脂肪な食材を使った食事を中心に、彩りと栄養バランスを意識した食生活に変えたところ、自然と体形が戻り、無理なくキープできています。

まいにちのメインのおかずを、
ヘルシーにするだけ。

　これまでに、さまざまなダイエット法を経験したうえで、今私が思う理想のダイエットは、ダイエットスイッチを押さなくても、自然とゆるやかにやせていく食事や食生活を取り入れることです。

　ダイエットは継続することが何よりも大切。食事制限などで急激にやせようとするダイエットは一時的にやせたとしても、健康的に美しくやせることはできません。たとえ時間がかかったとしても、ゆっくりとやせていき、気がついたらキレイで太りにくい体になる食事をすることが、長い目で見ると心身への負担も少なく、一番よいと思うのです。

　この本のレシピは "メインのおかず" にもかかわらずカロリーはぐっと控えめ。どのおかずを選んでも我慢することなくおいしく食べることが楽しめます。また、副菜カタログもついているのでメインのおかずと組み合わせてヘルシーな食生活を叶えてくれる一冊となっています。

　無理なく続けて、体の内側からキレイになり、自分の理想のスタイルを手に入れましょう！

にこまお

ゆっくりとキレイにやせていきます！

「気づいたらキレイにやせているメインのおかず」

を作るには？

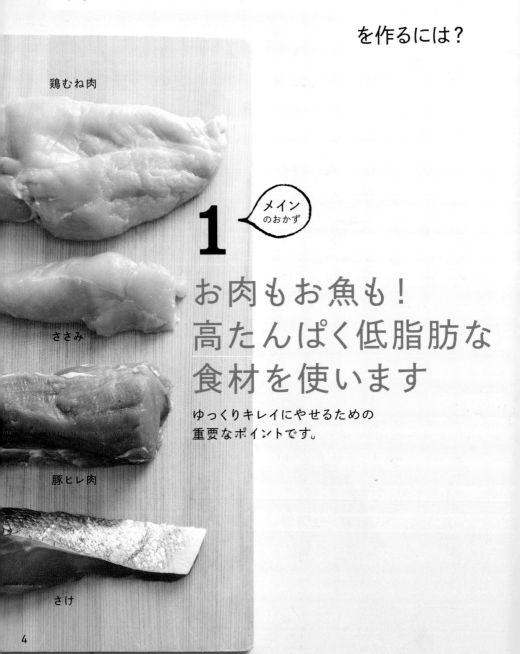

鶏むね肉

ささみ

豚ヒレ肉

さけ

メイン
のおかず

1

お肉もお魚も！
高たんぱく低脂肪な
食材を使います

ゆっくりキレイにやせるための
重要なポイントです。

2

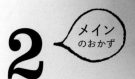
メイン
のおかず

時にはおいしい
かさ増しをします

むしろ、かさ増ししたほうがおいしい！
にこまお流レシピを紹介します。

絶品！ わかめで
かさ増しした水餃子

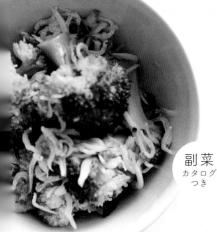

副菜
カタログ
つき

メインのおかずに副菜をプラスすると、
栄養バランスがよくなります。

高たんぱく低脂肪な食材を「メインのおかず」に使って、太りにくいキレイな体をつくります！

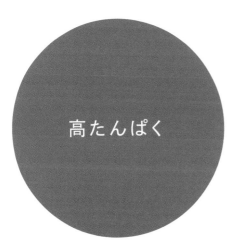

高たんぱく

筋肉など体の組織をつくる重要な栄養素。ダイエットしたいときは意識的に摂取するとよい。

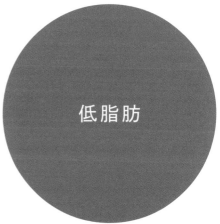

低脂肪

脂肪分は多くとるとカロリーが高くなり、体重が増えやすい。低脂肪の食材を選ぶことで、手軽にカロリーカットできる。

高たんぱく低脂肪な食材とは……

鶏むね肉

ささみ

豚ヒレ肉

豚もも肉

牛もも肉

魚
など

現役時代から続けているのは、メインのおかずで「高たんぱく低脂肪」の食材を積極的にとること。フィギュアスケートの競技生活中も、筋肉量を落とさず、スリムな体形を維持できたのは、この食材選びも重要なポイントの一つでした。

食事のバランスを考える際には、「メインのおかず」が重要な役割を果たすといっても過言ではありません。メインのおかずで摂取する栄養素は主としてたんぱく質であり、筋肉や体の組織をつくる上で欠かせない栄養素です。

筋肉量を増やすことで、基礎代謝が上がり、脂肪が燃えやすく、やせやすい体づくりを叶えることができます。だから、やせたいからと、やみくもに食事量を減らすと、たんぱく質を含む必要な栄養素が足りなくなり、筋肉量が落ちてしまい、キレイにやせにくくなってしまうので注意です。

そして食材を選ぶ際、もう一つ注意したいのが脂肪の含有量。脂肪はエネルギー源になりますが、とりすぎるとカロリーが増えてしまうので、肉や魚を選ぶときはぜひ、低脂肪の種類や部位を意識してみてください。

食事から良質なたんぱく質を摂取できているおかげで、今では肌荒れや髪のパサつきに悩むことも減りました。健やかな体をつくってくれていると実感しています。

私の日々のメインのおかずは、
こんな割合で食べています

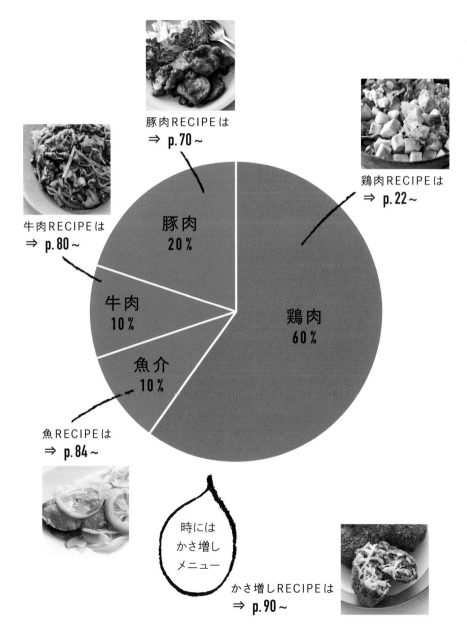

豚肉RECIPEは
⇒ p.70～

鶏肉RECIPEは
⇒ p.22～

牛肉RECIPEは
⇒ p.80～

豚肉
20％

牛肉
10％

魚介
10％

鶏肉
60％

魚RECIPEは
⇒ p.84～

時には
かさ増し
メニュー

かさ増しRECIPEは
⇒ p.90～

「高たんぱく低脂肪」の食材を使ったメインのおかずを、どのような頻度で食べるかもポイントです。まず、我が家の食卓に最も多く上がる食材は、鶏肉。中でも、むね肉とささみは、お財布にもやさしくて、高たんぱく低脂肪の代表のような優秀食材。次に多いのは豚肉。豚肉は部位により脂肪分が異なるので、素材選びには気を使っています。おすすめは、豚ヒレ肉。豚肉の中ではダントツにカロリーが低く、たんぱく質量が多いので、ダイエット中の頼もしい味方です。他に牛肉、魚も脂肪分が少ないものを中心に選んで、鶏肉多めとはいえ、偏らないように食べています。

また、ちょこちょこ登場するのがかさ増しメニュー。ハンバーグやメンチカツ、餃子など、ちょっとカロリーが気になるおかずも、豆腐（さらにたんぱく質がとれる！）やきのこ・海藻（食物繊維もとれる！）などを上手に混ぜ込んで、カロリーはおさえつつ、ボリューム増し増しにしています。にこまお流かさ増し術は「かさ増しがバレない」と好評です。

ぜひこの割合を参考にしながら、この後に登場するレシピを日々の食事作りに活用してみてください。
ゆっくりとキレイにやせていく体づくりを叶えていきましょう！

キレイにやせていくには、献立全体で必要な栄養素をバランスよく摂取することも大切！

この本にはメインのおかずの他に副菜ものせました。

メインのおかず1品に副菜1品を組み合わせ、

ごはんや汁物などをプラスすれば簡単に

彩りよくバランスのとれた献立が作れます。

ここでは、シチュエーション別に4つの献立案を紹介します。

メインおかずと副菜を自由に組み合わせながら、

楽しくヘルシーな食生活を続けてください！

バランスよく

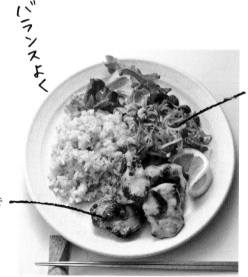

2
「副菜」で彩りとビタミン、ミネラルなどの栄養をプラス！

1
「メイン」のおかずでたんぱく質をとってやせやすい体質に！

ワンプレートに盛りつけても OK。

献立案1

疲労回復元気チャージごはん

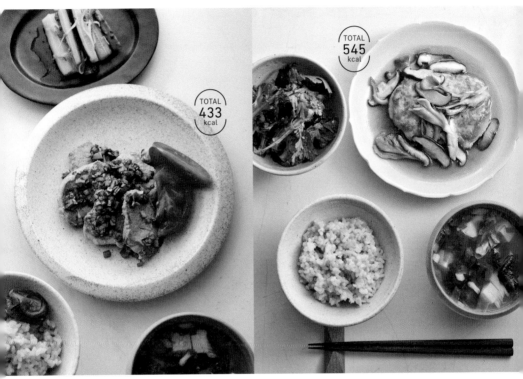

TOTAL 433 kcal

TOTAL 545 kcal

献立案2

食物繊維豊富！
お腹をスッキリさせたいときのごはん

疲労回復効果のある「ビタミンB_1」を含む、豚ヒレ肉。甘酸っぱいにらだれとさっぱりした浅漬けで、疲れていてもしっかり食べられます！

メイン

・豚ヒレの甘酸っぱい
　にらだれがけ（＋カットトマト）⇒ p.72

副菜

・きゅうりとみょうがと
　大葉の浅漬け ⇒ p.119

・玄米ご飯＋梅干し

・みそ汁

きのこや春菊など、この献立のさまざまな食材からたっぷり食物繊維がとれます！

メイン

・ふっくら豆腐ハンバーグの
　きのこあん ⇒ p.90

副菜

・春菊チョレギ ⇒ p.124

・玄米ご飯

・みそ汁

11

献立案3

時間がないけど自炊する！
仕事終わりのパパッとごはん

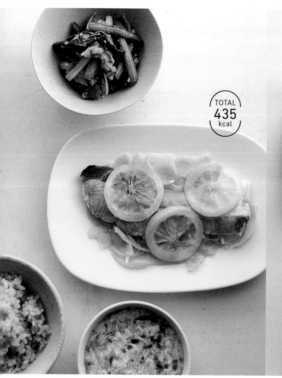

TOTAL 435 kcal

メインのさけはレンチン調理だから楽ちん。
これなら時間がなくても自炊でヘルシーな
食事ができます！

メイン
・さけのレンチンレモン蒸し ⇒ **p.86**

副菜
・小松菜のくるみ和え ⇒ **p.124**

・玄米ご飯
・市販の卵スープ

献立案4

こんな日があってもいいよね。
野菜をいっぱい食べたいときのメニュー

TOTAL 527 kcal

野菜をめいっぱい食べたいなという日がたま
にあります。サラダチキンが入っているから、
しっかりたんぱく質もとれるのがうれしい！

メイン
・サラダチキンのサラダボウル ⇒ **p.42**

・玄米ご飯

玄米ご飯を
サラダに混ぜて、
召し上がれ！

「気づいたらやせていました」の声も続出！

Instagram のフォロワーさんからも、「にこまおレシピでやせました」
という声をよくいただきます。一部をご紹介します。

yoko

夫婦ともに減量に成功！

夫婦でゆるくダイエットをしているのですが、にこまおさんのレシピは脂質が少なく、それでいて抜群においしいので大変重宝しています！ フォローして1年。私は4kg、旦那は6kgの減量に成功しました！ 挫折することも多かった私たちが楽しく続けられたのはにこまおさんのレシピのおかげです。夫婦そろってファンです！

M.S

にこまおキッチンのレシピで、体質が変わりました

にこまおさんの本の、さつま芋とりんごとプルーンを煮たのをよく作るのですが、食物繊維がたっぷりで腸の調子がすごく良くなりました！ 甘いものも控える事ができて、ゆるやかなペースですが体重も1キロ少し減りました。食べるものって大事ですよね(^^)。自炊の楽しさも感じる事ができたので、体重や体形の変化もそうですが、料理が趣味になっている感じで気持ちが満たされている事が一番の変化です！

O.N

ダイエットに対する考え方が変わりました

私はダイエットをしていて、なかなか体重が減らず、食べ物への欲求にも悩まされていました。そんな時に、にこまおさんの Instagram を知りました。にこまおさんの本やインタビュー記事も読み、食に対する考え方に共感。学びも得て、我慢という考えからバランスを意識するようになり、体重も自然に減っていくのを実感しています。私は料理が苦手ですが、にこまおさんのレシピは簡単で助かっています。両親に振る舞ったところ、とてもおいしい！ とおかわりしてもらえて、料理の楽しさも感じられるようになりました。

waamii

親子一緒に食べられる！

我が家は共働きで3歳と5歳の子供がいる、4人家族です。
もともと私は料理に自信がなく、働きながらの子育てでは、料理にかける時間がなくて、つい肉多め、調味料濃いめにして、"ご飯に合う"に頼ってしまいがち。夫もいつのまにか体重増加…しかも血圧高め…。そして、やせたいけど、食事やお酒も楽しみたいという夫の要望に頭を悩ませていました。そんな中で出合ったのが、にこまおさんのレシピでした。
・色んな食材が使われている
・素材の味が活かされる優しい味つけで、とってもおいしい
・見た目が美しい
・手が込んでいるようで、簡単
だから、いちいち子供の分を別に作らなくても、安心して一緒に作れて、しっかり食べてくれます！ 親の方もヘルシーなのにおいしくて、お酒とも楽しめて大満足！

pon

おしゃれプレートで食べる量も調整

にこまおさんのレシピを取り入れるようになって、カフェのようなおしゃれプレートを意識していたからか、食べる量も上手く調整でき1ヵ月で4キロ落ちました！
どれもハズレのないレシピなので、たくさんリピしてます♡

益子友里

産後10キロのダイエットに成功しました！

にこまおさんのレシピのおかげでリバウンドもなく、食事制限辛い！！っていう気持ちもなく、おいしく楽しく気づいたら自然と6カ月で10キロ落ちてました (*^^)v

CONTENTS

\ PART 1 /
キレイにやせていく
鶏むね肉・ささみのメインおかず

\ PART 2 /
キレイにやせていく
豚肉・牛肉・魚のメインおかず

Staff
撮影 − 鈴木泰介　ブックデザイン − 塙 美奈[ME&MIRACO]　スタイリング − 久保田朋子
調理アシスタント − 三好弥生　長尾ひとみ　編集協力 − 佐々木香織　栄養計算 − 磯村優貴恵
校正 − 麦秋アートセンター　DTP − 八文字則子　編集担当 − 宇並江里子

撮影協力 − UTUWA

この本の使い方

[鶏むね肉について]

●1枚＝約250g、大1枚＝300〜350g、小1枚＝約200gです（すべて皮ありの重量）。

●すべて皮を取って調理しています（皮なしの鶏むね肉1枚＝約230g）。

[ささみについて]

●1本＝約55gです。すべて筋を取って調理しています。

[表記と道具について]

●大さじ1＝15㎖、小さじ1＝5㎖です。

●カロリー (kcal) は1人分の目安です。2〜3人分の場合は3人分のときの1人分の目安です。

●電子レンジの加熱時間は600Wの場合の目安です。機種により加熱時間が異なるので、取扱説明書の指示に従い、様子を見ながら調理してください。

●オーブントースターの加熱時間は1000Wの目安です。W数が異なるときは、様子を見ながら調理してください。

●フライパンはコーティング加工を施しているものを使用しています。

[材料と作り方について]

●食材を洗う、野菜の皮をむく、へたや種を取る、根元を切り落とすなど、基本的な下ごしらえは作り方から省略しています。適宜おこなってください。

●材料表の塩は自然塩、こしょうは白こしょう、しょうゆはこいくちしょうゆを使用しています。

●材料表のめんつゆは3倍濃縮タイプ、オリーブオイルはエクストラ・ヴァージン・オリーブオイルを使用しています。

●材料表の油は太白ごま油を使用しています。香りの穏やかなサラダ油やこめ油など、使い慣れているもので代用できます。

●米粉は小麦粉で代用できます。

●おろしにんにく、おろししょうがは、市販のチューブのもので代用できます。にんにく1かけ＝3cm、しょうが1かけ＝3cmが目安です。

\ PART 1 /

Healthy Recipes

CHICKEN

キレイにやせていく
鶏むね肉・ささみの
メインおかず

鶏肉の2大部位

むね肉もささみも高たんぱく低脂肪ですが、むね肉は皮のカロリーが高い
ので、いつも取り除いて調理しています。また、どちらも脂肪が少なくて水
分が多い分、加熱するとパサパサしやすいので、調理する際にひと手間か
けて、パサつきを防いでいます。

栄養メモ　鶏肉はたんぱく質が多く、必須アミノ酸もバランスよく含み、消化もよいの
が特徴。皮膚や粘膜を健康に保つビタミン B_2 も含んでいる。

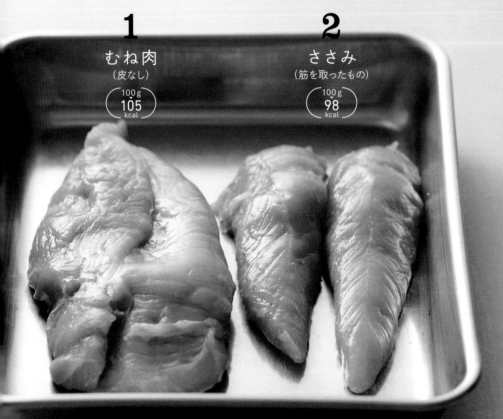

1
むね肉
（皮なし）
100g
105
kcal

2
ささみ
（筋を取ったもの）
100g
98
kcal

パサつきをおさえるテクニック

むね肉とささみをパサつかせず、おいしく食べるための、代表的なテクニックは次の通りです。

下味をもみ込む

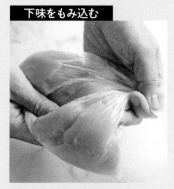

オイルや塩などの調味料をもみ込むことによるコーティング効果や保水効果で、肉の水分を逃すことなく調理できます。

粉をまぶす

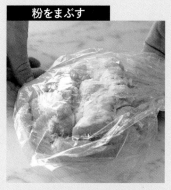

片栗粉や米粉などをまぶすことで、肉の水分を逃しにくくします。また、粉が調味料や水分を吸い、料理がしっとり仕上がります。

切り方を工夫

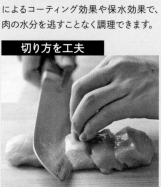

そぎ切り

包丁の刃を寝かせてそぐように切ります。繊維を断つように切ることで、加熱してもやわらかい食感を保てます。

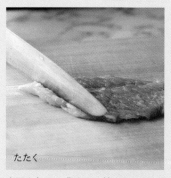

たたく

表面を包丁の背やめん棒などでたたくと、筋繊維がほぐれてやわらかくなります。

下ごしらえ

むね肉の皮

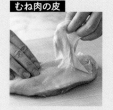

手で一気にはぎ取ります。皮の下に黄色い脂が残っていたら、取り除きます。

ささみの筋

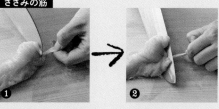

食感がよくないので、取り除いてから調理します。
❶筋の先端部分に切り目を入れます。
❷ささみを筋が下になるように置き、左の指先でしっかり筋を押さえ、包丁の背を筋の上に置いて右側に動かします。

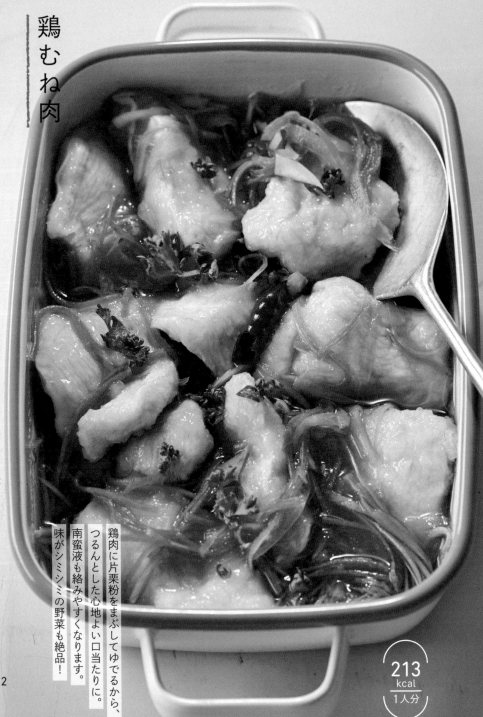

鶏むね肉

鶏肉に片栗粉をまぶしてゆでるから、
つるんとした心地よい口当たりに。
南蛮液も絡みやすくなります。
味がシミシミの野菜も絶品!

213
kcal
1人分

鶏むねのゆで南蛮

材料 [2人分]

鶏むね肉 (皮なし) －1枚
玉ねぎ －¼個
にんじん －¼本
パセリ －適量
赤唐辛子 －1本
A 酒 －大さじ1
　 塩 －ひとつまみ
片栗粉 －大さじ1
B 酢 －大さじ3
　 しょうゆ －大さじ2
　 砂糖 －大さじ2
　 水 －大さじ2

作り方

1. 鶏肉はひと口大のそぎ切りにし、**A**をもみ込み、片栗粉をまぶす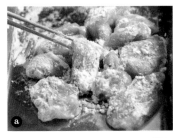。

2. 玉ねぎは薄切りにし、水に5分ほどさらして水けをきる。にんじんはせん切り、パセリはざく切りにする。赤唐辛子は半分に折り、種を除く。

3. バットに**B**を入れよく混ぜ、**2**を加える。

4. 鍋に湯をわかし、**1**を3分～3分30秒ゆでる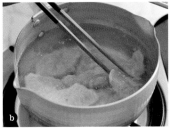。**3**に30分ほど漬けて味をなじませる。

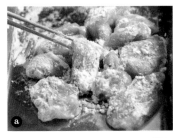

鶏肉に片栗粉をまぶすことで、ゆでても肉がパサつかず、つるんとした口当たりに。**B**の南蛮液も絡みやすくなります。

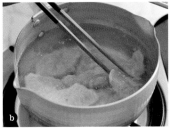

湯はグラグラ煮立たせず、表面がわずかにゆらゆらするくらいの火加減に。

しっとりゆで鶏のマリネ

材料 [2人分]

鶏むね肉(皮なし) − 1枚
紫玉ねぎ − ½個
貝割れ菜 − ½パック
塩 − ふたつまみ
白ワイン − 大さじ2
水 − 100㎖
A 油 − 大さじ2
酢 − 大さじ½
練り辛子 − 小さじ½
塩 − 小さじ¼
こしょう − 少々
レモン(国産) − ½個

作り方

1. 紫玉ねぎは薄切りにし、水に5〜10分さらし、水けをきる。貝割れ菜は根元を切り落とす。ボウルに **A** を入れ、レモンをしぼって混ぜる。

2. 鶏肉は表面にフォークを数か所刺して穴をあけ、塩をまぶす。鍋に鶏肉を入れて白ワインをふり、5分ほどおく。

3. **2**に分量の水を注ぎ、ふたをして中火にかける。煮立ったら弱火にして5分加熱し、火を止めてそのまま冷ます。

4. **3**の鶏肉を4〜5㎜幅の薄切りにし **ⓐ**、器に盛る。紫玉ねぎ、貝割れ菜をのせ、**1**で使ったレモンの皮をすって散らし、**A**をかける。

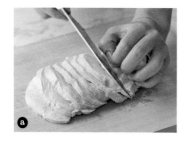

たっぷりの野菜をくるりと巻いて食べられるよう、鶏肉はできるだけ薄めにカットするのがポイント。

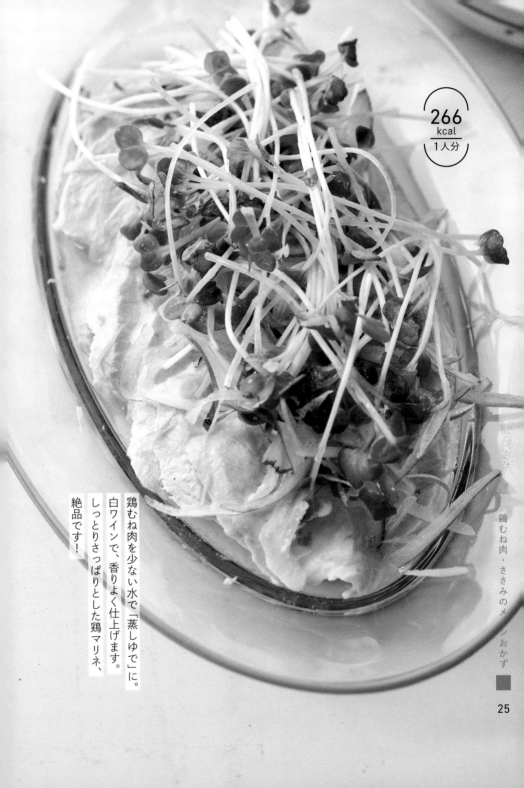

鶏むね肉を少ない水で「蒸しゆで」に。
白ワインで、香りよく仕上げます。
しっとりさっぱりとした鶏マリネ、
絶品です!

鶏むね肉・ささみのメインおかず

■

25

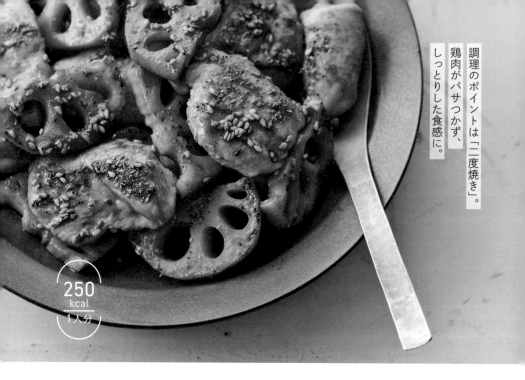

調理のポイントは「二度焼き」。
鶏肉がパサつかず、
しっとりした食感に。

250
kcal
1人分

鶏むね肉とれんこんの甘辛山椒炒め

材料［2人分］

鶏むね肉（皮なし）－1枚
れんこん－120g
A 酒－大さじ1
　　片栗粉－大さじ1
　　塩－ひとつまみ
B 酒－大さじ1
　　しょうゆ－大さじ1
　　みりん－大さじ1
　　砂糖－小さじ1
油－小さじ1
炒り白ごま－小さじ1
粉山椒－少々

作り方

1. 鶏肉はひと口大のそぎ切りにし、**A**をもみ込む。れんこんは5～6mm幅の半月切りにし、5分ほど水にさらして水けをきる。**B**はよく混ぜる。

2. フライパンに油を中火で熱し、鶏肉を両面2分ずつ焼き、取り出す。

3. **2**のフライパンにれんこんと水小さじ1（分量外）を入れてふたをし、弱火にかけて1分ほど蒸し焼きにする。

4. 火加減を中火にして鶏肉を戻し入れ、**B**とごまを加えて煮絡める。器に盛り、粉山椒をふる。

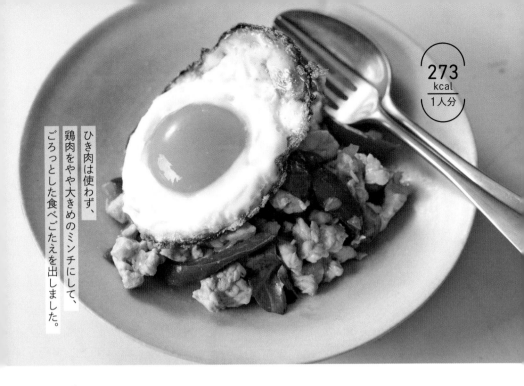

ひき肉は使わず、
鶏肉をやや大きめのミンチにして、
ごろっとした食べごたえを出しました。

ごろっとガパオ

材料 [2人分]

鶏むね肉(皮なし) − 1枚
赤パプリカ − ½個
玉ねぎ − ¼個
バジル − 10枚
にんにく − 1かけ
赤唐辛子 − 1本
卵 − 2個
A ナンプラー − 大さじ1
オイスターソース − 小さじ2
砂糖 − 小さじ1
油 − 小さじ2

作り方

1. 鶏肉は細切りにし、粗く刻んでミンチにする。パプリカは1cm幅の斜め切りにする。玉ねぎは粗みじんに切る。にんにくはみじん切りにする。赤唐辛子は半分に折り、種を除く。

2. フライパンに油小さじ1を強火で熱し、卵を割り入れて目玉焼きを作る。白身の縁がチリッとしてきたら取り出す。

3. フライパンに油小さじ1を入れ、玉ねぎ、にんにく、赤唐辛子を中火で炒める。香りが出てきたら鶏肉、パプリカを加え、ほぐしながら炒める。

4. 肉の色が変わったら **A** を加えて炒め、汁けが少なくなったらバジルをちぎりながら加え、すぐに火を止め、さっと混ぜる。器に盛り、**2**をのせる。

鶏むね肉・ささみのメインおかず

27

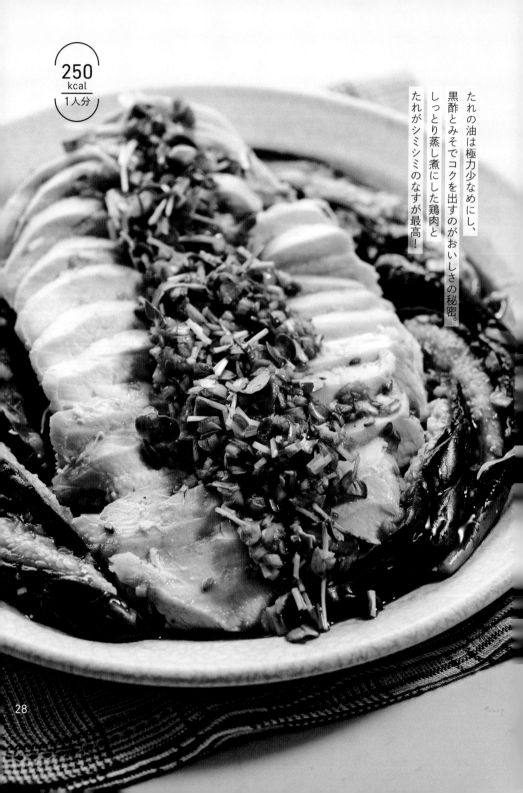

たれの油は極力少なめにし、
黒酢とみそでコクを出すのがおいしさの秘密。
しっとり蒸し煮にした鶏肉と
たれがシミシミのなすが最高！

28

なすたっぷりよだれ鶏

材料 [2人分]

鶏むね肉(皮なし) − 大1枚
なす − 2本
貝割れ菜 − ¼パック
A 酒 − 大さじ½
塩 − 小さじ½
砂糖 − 小さじ½
水 − 100mℓ
酒 − 大さじ2
B しょうゆ − 大さじ1½
黒酢 − 大さじ1
砂糖 − 大さじ1
みそ − 小さじ½
ラー油 − 小さじ½
炒り白ごま − 小さじ1
長ねぎ(みじん切り) − 10cm分
おろしにんにく − 小さじ½
あれば花椒 − 少々

作り方

1. 鶏肉は包丁で厚みを均一にし**ⓐ**、**A**をもみ込んで10分ほどおく。

2. 鍋に分量の水、酒、**1**を入れて中火にかける。沸騰したら鶏肉を裏返してふたをし、弱火にして8〜10分蒸し煮にする**ⓑ**。火を止め、そのままおいて粗熱を取り、5mm幅に切る。

3. なすはへたを落として表面に竹串を数か所刺して穴をあける。ラップで包み、電子レンジで3分30秒加熱する。水にさらして粗熱を取り、水けをふいて縦4〜6等分に手で割く。

4. 貝割れ菜は粗みじんに切る。**B**は混ぜる。

5. 器に**2**と**3**を盛り、**B**をかけ、貝割れ菜を散らす。

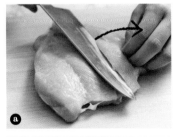

鶏肉の真ん中の、身の厚い部分に包丁で切り込みを入れ、そこから左右に開いて厚みを均一にします。

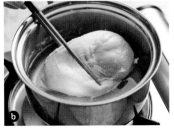

湯がわいたら鶏肉の上下をひっくり返し、蒸し煮に。少ない水分と余熱でしっとりと火を通します。

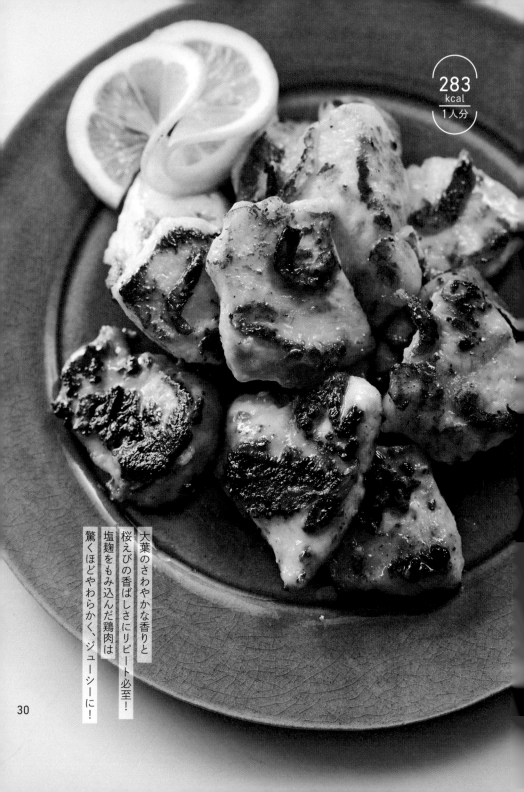

大葉のさわやかな香りと
桜えびの香ばしさにリピート必至！
塩麹をもみ込んだ鶏肉は
驚くほどやわらかく、ジューシーに！

283
kcal
1人分

30

うま塩大葉とうま塩桜えび

材料［2人分］

鶏むね肉(皮なし) − 大1枚
大葉 − 3枚
桜えび − 5g
A 塩麹 − 大さじ2
　　片栗粉 − 大さじ2
　　酒 − 大さじ1
油 − 大さじ1
レモン(薄切り) − 2枚

作り方

1. 鶏肉はひと口大のそぎ切りにし、ポリ袋2枚に半量ずつ入れ、**A**も半量ずつ加えてそれぞれもみ込む。1袋に手でちぎった大葉を、もう1袋に桜えびを加えて鶏肉に絡める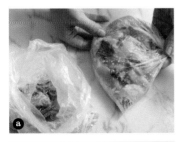。

2. フライパンに油を引き、**1**を並べて弱めの中火で2〜3分焼き、焼き目がついたら裏返して弱火で2〜3分焼く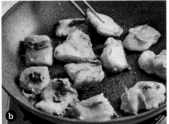。

3. 器に盛り、レモンを添える。

ポリ袋に大葉と桜えびをそれぞれ加えて軽くもむと、鶏肉の表面にくっつきます。

衣がはがれやすいので、焼いているときはなるべく触らないで。焦げやすいので、火加減には注意しましょう。

鶏むね肉とアスパラの
にんにくみそ炒め

にんにくを加えたみそで
パンチのある風味に。
こってり味だけれど
ヘルシーな料理が食べたい！
そんなときにおすすめです。

材料 [2人分]

鶏むね肉（皮なし）－1枚
グリーンアスパラガス －3〜4本
A | 酒 －大さじ1
　　| 片栗粉 －大さじ1
　　| 塩 －ひとつまみ
B | みそ －大さじ1
　　| 酒 －大さじ1
　　| みりん －大さじ1
　　| 砂糖 －小さじ1
　　| おろしにんにく －小さじ1
油 － 小さじ1

作り方

1. 鶏肉はひと口大のそぎ切りにし、**A**をもみ込む。アスパラは根元のかたい部分を切り落とし、根元から⅓の長さまでピーラーで皮をむき、3cm幅に斜めに切る。**B**はよく混ぜる。

2. フライパンに油を中火で熱し、鶏肉を両面2分ずつ焼き、取り出す。

3. 2のフライパンにアスパラと水小さじ1（分量外）を入れてふたし、弱火にかけて1分ほど蒸し焼きにする。

4. 火加減を中火にして鶏肉を戻し入れ、**B**を加えて煮絡める。

鶏むね肉のやわらかしょうが焼き

材料 [2人分]

鶏むね肉(皮なし) - 1枚
玉ねぎ - ¼個

A 酒 - 大さじ1
　　片栗粉 - 大さじ1
　　塩 - ひとつまみ

B 酒 - 大さじ1
　　しょうゆ - 大さじ1
　　みりん - 大さじ1
　　砂糖 - 小さじ1
　　おろししょうが - 小さじ2

油 - 小さじ1
サニーレタス - 適量

作り方

1. 鶏肉はひと口大のそぎ切りにし、**A**をもみ込む。玉ねぎは薄切りにする。**B**は混ぜる。

2. フライパンに油を中火で熱し、鶏肉を両面2分ずつ焼いて取り出す。

3. 2のフライパンに玉ねぎと水小さじ1(分量外)を入れ、ふたをして弱火で1分ほど蒸し焼きにする。

4. 火加減を中火にして鶏肉を戻し入れ、**B**を加えて煮絡める。器に盛り、サニーレタスを添える。

215
kcal
1人分

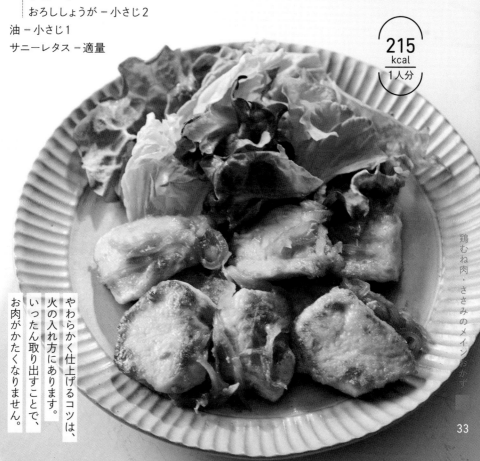

やわらかく仕上げるコツは、火の入れ方にあります。いったん取り出すことで、お肉がかたくなりません。

鶏むね肉・ささみのメインおかず

鶏むねのトマト甘酢絡め

材料 [2人分]

鶏むね肉(皮なし) − 1枚
トマト − 1個
しょうが − 1かけ
大葉 − 3枚
A 酒 − 大さじ1
　　片栗粉 − 大さじ1
　　塩 − ひとつまみ
B 酢 − 大さじ3
　　砂糖 − 大さじ2
　　しょうゆ − 大さじ1½
油 − 小さじ1

作り方

1. 鶏肉はひと口大のそぎ切りにし、**A**をもみ込む**ⓐ**。トマトはひと口大に切る。しょうが、大葉はせん切りにする。

2. ボウルに**B**を合わせ、トマト、しょうがを入れる**ⓑ**。

3. フライパンに油を中火で熱し、鶏肉を両面2〜3分ずつ焼く。

4. **2**に**3**を加えてざっくり和える。器に盛り、大葉をのせる。

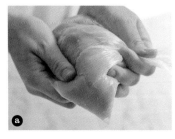

鶏肉に下味をもみ込むときは、ポリ袋を使うと便利。まんべんなく味が絡まり、洗いものも減らせます。

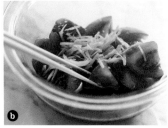

トマト、しょうが、甘酢は鶏肉を焼く前に合わせて、味をなじませておきましょう。

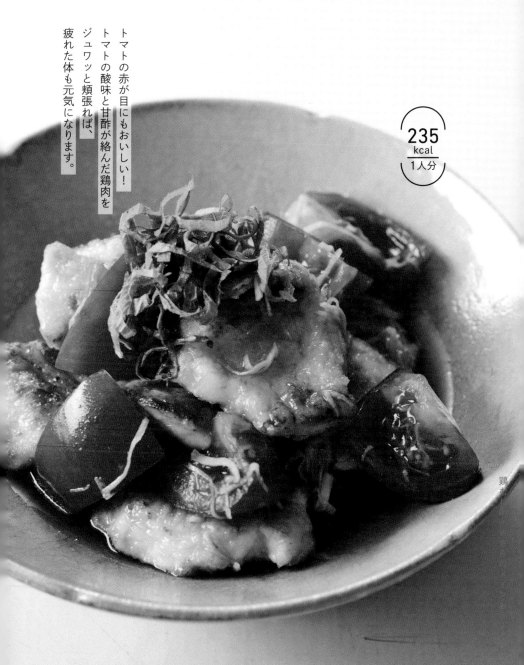

トマトの赤が目にもおいしい！
トマトの酸味と甘酢が絡んだ鶏肉を
ジュワッと頬張れば、
疲れた体も元気になります。

235
kcal
1人分

鶏

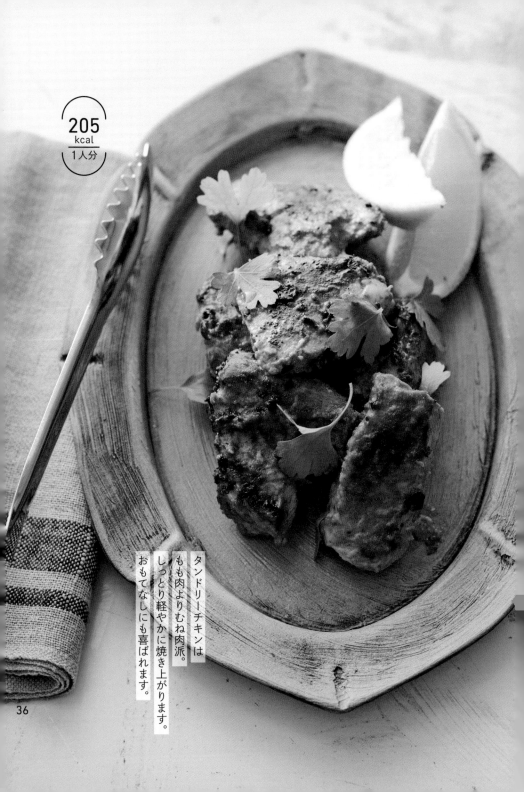

205
kcal
1人分

タンドリーチキンは
もも肉よりむね肉派。
しっとり軽やかに焼き上がります。
おもてなしにも喜ばれます。

タンドリーチキン

材料 [2人分]

鶏むね肉(皮なし) − 大1枚
A プレーンヨーグルト − 大さじ3
　　トマトケチャップ − 大さじ1
　　カレー粉 − 大さじ½
　　塩 − 小さじ⅓
　　クミンパウダー − 小さじ¼
　　おろししょうが − 小さじ½
　　おろしにんにく − 小さじ½
オリーブオイル − 小さじ1
イタリアンパセリ − 適量
レモン(くし形切り) − 2切れ

作り方

1. 鶏肉は大きめのひと口大に切って包丁の背でたたく **ⓐ**。

2. ポリ袋に **A**、**1** を入れてしっかりもみ込み、15分ほどおく **ⓑ**。

3. フライパンにオリーブオイルを弱火で熱し、**2** を3分ほど焼く。裏返してふたをし、5〜6分焼く。ふたを開け、水分が残っていたら火を強めてさっと飛ばす。

4. 器に **3** を盛り、イタリアンパセリをちぎってのせ、レモンを添える。

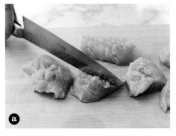

ひと口大に切った鶏肉を包丁の背でトントンたたくことで、肉がやわらかくなり、味のなじみもよくなります。

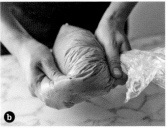

鶏肉にヨーグルトをしっかりもみ込むことで、肉の臭みがおさえられ、しっとりジューシーに焼き上がります。

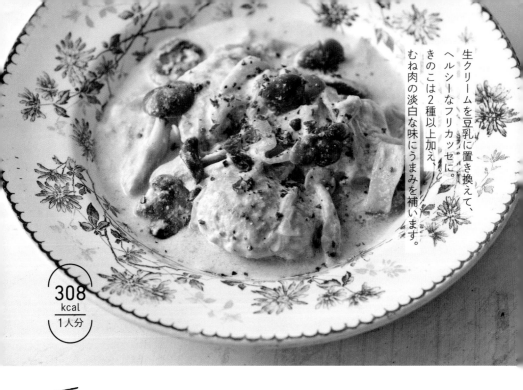

308
kcal
1人分

豆乳フリカッセ

材料 [2人分]

鶏むね肉(皮なし) ー 大1枚
玉ねぎ ー ⅙個
好みのきのこ(写真はマッシュルーム、
　しめじ、エリンギ) ー 100g
にんにく(みじん切り) ー 1かけ分
A 塩 ー ふたつまみ
　　 こしょう ー 少々
片栗粉 ー 大さじ1
白ワイン ー 大さじ2
豆乳(成分無調整) ー 200㎖
顆粒コンソメスープの素 ー 小さじ1
塩、こしょう ー 各少々
バター ー 5g
オリーブオイル ー 小さじ2
パセリ(みじん切り) ー 適量
粗びき黒こしょう ー 適量

作り方

1. 鶏肉は大きめのひと口大に切って包丁の背でたたき、**A**をふって片栗粉をまぶす。玉ねぎは薄切りにする。きのこは食べやすい大きさに手でほぐす(または切る)。

2. フライパンにオリーブオイル小さじ1を中火で熱し、鶏肉を両面2分ずつ焼き、取り出す。

3. 2のフライパンにバター、オリーブオイル小さじ1を入れて弱火で熱し、にんにく、玉ねぎ、きのこを炒める。しんなりしたら白ワインを加え、水分が少なくなったら鶏肉を戻し入れる。豆乳、コンソメスープの素を加えてとろりとするまで煮込み、塩、こしょうで味を調える。

4. 器に**3**を盛り、パセリ、粗びき黒こしょうをかける。

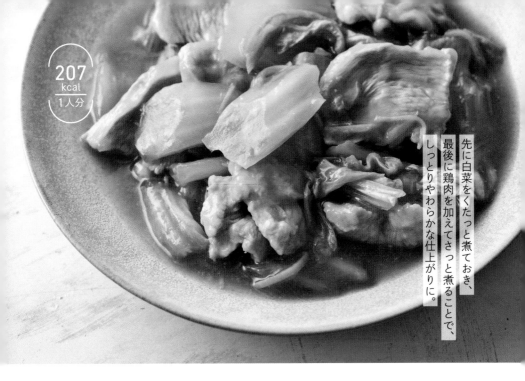

先に白菜をくたっと煮ておき、最後に鶏肉を加えてさっと煮ることで、しっとりやわらかな仕上がりに。

鶏と白菜のしょうがあんかけ

材料［2人分］

鶏むね肉(皮なし) － 1枚
白菜 － 3～4枚(300g)
しょうが － 1かけ
A 酒 － 大さじ1
　片栗粉 － 大さじ1
　塩 － ひとつまみ
　こしょう － 少々
B しょうゆ － 大さじ1
　砂糖 － 小さじ1
　みりん － 小さじ1
　顆粒鶏がらスープの素
　　　 － 小さじ1
　水 － 200㎖
ごま油 － 小さじ1

作り方

1. 鶏肉はひと口大のそぎ切りにして包丁の背でたたき、Aをもみ込む。白菜は芯をそぎ切り、葉をざく切りにする。しょうがはせん切りにする。Bは混ぜる。

2. フライパンにごま油を中火で熱し、白菜の芯を1分ほど炒める。葉も加え、全体に油がまわるように炒める。Bを加えて煮立ったら弱火にし、白菜がしんなりするまで2～3分煮る。

3. フライパンの中央をあけて鶏肉を入れ、ときどき上下を返しながら3～4分煮る。しょうがを加え、さっと煮る。

鶏むね肉・ささみのメインおかず

39

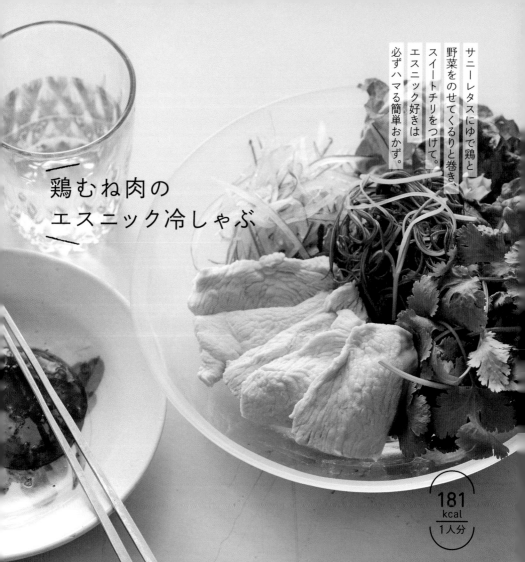

鶏むね肉の
エスニック冷しゃぶ

181
kcal
1人分

材料［2人分］

鶏むね肉（皮なし）－1枚
パクチー－½束
紫玉ねぎ－½個
おかひじき－80g
サニーレタス－3枚
A 酒－大さじ1
　　塩－ひとつまみ
顆粒鶏がらスープの素－大さじ½
スイートチリソース－適量

作り方

1. 鶏肉は5mm幅のそぎ切りにし、**A**をもみ込む。
   パクチーは4cm長さに切る。紫玉ねぎは薄切り
   にし、水に5分ほどさらして水けをきる。

2. 鍋にたっぷりの湯をわかし、鶏がらスープの素
   を加え、おかひじきをさっとゆでて冷水にとり、
   水けをきる。同じ鍋に鶏肉を入れて2〜3分ゆ
   で、ざるに上げて粗熱を取る。

3. 器におかひじき、パクチー、鶏肉、紫玉ねぎ、サ
   ニーレタスを盛り、スイートチリソースを添える。

材料 [2人分]

鶏むね肉（皮なし）－大1枚

A 酒 －大さじ1
　 白だし －大さじ1
　 塩 －ひとつまみ
　 おろしにんにく －小さじ½
　 おろししょうが －小さじ½
　 粗びき黒こしょう －適量

片栗粉 －大さじ3〜4
揚げ油 －適量
レモン（くし形切り）－2切れ

作り方

1. 鶏肉はそぎ切りにする。ポリ袋に **A**、鶏肉を入れてしっかりもみ込み、15分ほどおく。

2. 揚げ油を170℃に熱し、**1**に片栗粉をまんべんなくまぶして入れ、カリッとして火が通るまで5〜6分揚げる。

3. 器に**2**を盛り、レモンを添える。

うま塩から揚げ

そぎ切りと下味のもみ込みで、
パサつかず、食感もしっとり。
から揚げはもも肉派という人も
ぜひ試してみて！

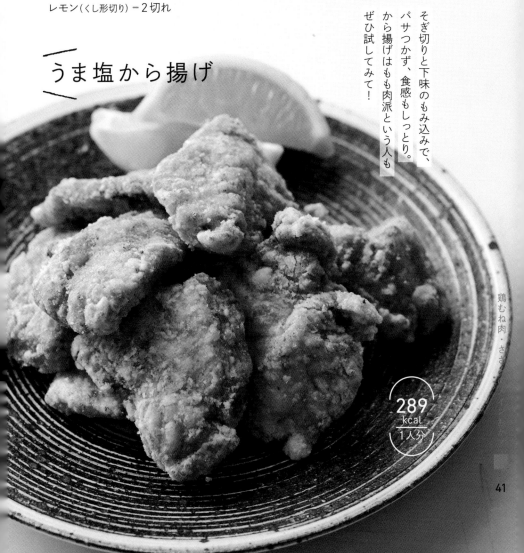

289 kcal
1人分

鶏むね肉・さ

サラダチキンのサラダボウル

材料 [2人分]

鶏むね肉（皮なし） − 小1枚
サニーレタス − 200g
アボカド − ½個
りんご − ¼個
アーモンド（ロースト） − 20g
カッテージチーズ − 30g

A 酒 − 大さじ½
　　塩 − 小さじ½
　　砂糖 − 小さじ½

B バルサミコ酢 − 大さじ2
　　オリーブオイル − 大さじ2
　　塩 − 小さじ¼
　　こしょう − 少々

作り方

1. 鶏肉は耐熱皿にのせ、表面にフォークを数か所刺して穴をあけ 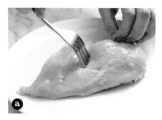、**A**をもみ込み 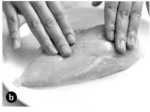、10分ほどおく。ふんわりとラップをかけ、電子レンジで2分30秒加熱し、鶏肉を裏返して 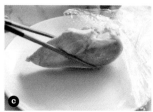 さらに2分30秒加熱し、そのままおいて粗熱を取る。1.5cm角に切る。

2. サニーレタスはひと口大にちぎる。アボカドは1cm角に切る。りんごは皮つきのまま1cm角に切る。アーモンドは粗く刻む。

3. 器に **2**、**1**、カッテージチーズを盛り、食べる直前に **B**をよく混ぜ、かける。

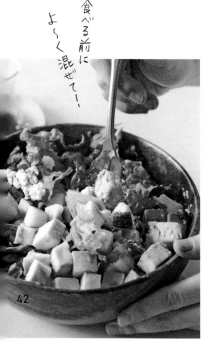

食べる前によ〜く混ぜて！

42

下味がしみ込みやすくなるように、表面にフォークで穴をあけます。

穴をあけたら、手で下味をまんべんなくゆき渡らせます。

片面を加熱したら、いったん取り出してひっくり返し、再びラップをかけてムラなく火を通します。

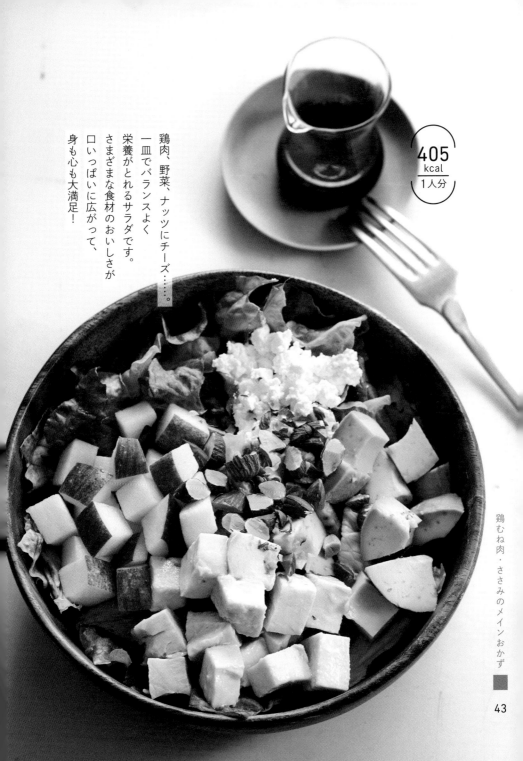

鶏肉、野菜、ナッツにチーズ……。
一皿でバランスよく
栄養がとれるサラダです。
さまざまな食材のおいしさが
口いっぱいに広がって、
身も心も大満足！

405
kcal
1人分

鶏むね肉・ささみのメインおかず

43

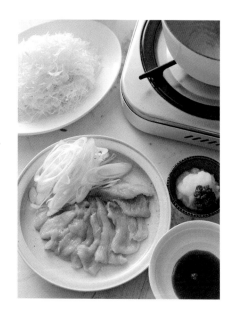

市販のせん切りキャベツを使っちゃうことも—、

鶏肉のだししゃぶ

材料 [2人分]

鶏むね肉(皮なし) − 1枚
せん切りキャベツ(市販)
　− 1パック(130g)
長ねぎ − 1本
梅干し − 2個
A だし汁 − 700㎖
　　酒 − 大さじ2
　　塩 − 小さじ1
　　しょうゆ − 小さじ½
大根おろし − 適量
ポン酢しょうゆ − 適量

作り方

1. 鶏肉は5㎜幅の薄いそぎ切りにする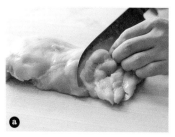。長ねぎは斜め薄切りにする。梅干しは種を取り除き、包丁でたたく。

2. 鍋に **A** を入れて中火にかける。沸騰したら火を弱め、キャベツ、長ねぎを入れ、鶏肉を1枚ずつ入れてさっとゆでる。大根おろし、梅干し、ポン酢しょうゆをつけて食べる。

44

鶏肉は生のままよりも、一度冷凍させて半解凍の状態にすると、かんたんに薄く切れます。

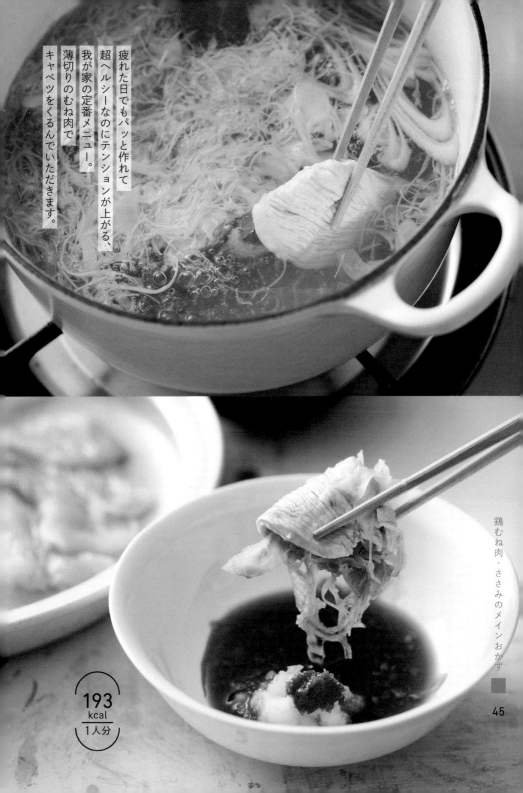

疲れた日でもパッと作れて
超ヘルシーなのにテンションが上がる、
我が家の定番メニュー。
薄切りのむね肉で
キャベツをくるんでいただきます。

鶏むね肉・ささみのメインおかず

45

193
kcal
1人分

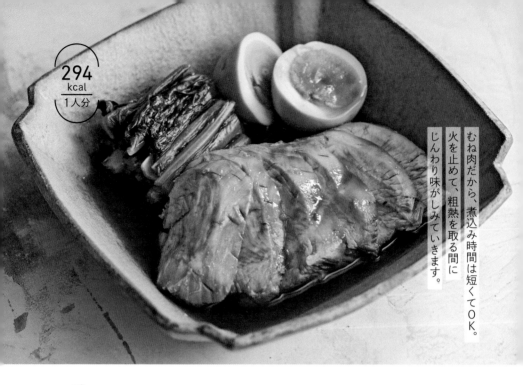

294
kcal
1人分

むね肉だから、煮込み時間は短くてOK。火を止めて、粗熱を取る間にじんわり味がしみていきます。

鶏むねチャーシュー

材料 [2人分]

鶏むね肉(皮なし)－1枚
ゆで卵－2個
小松菜－½株
長ねぎの青い部分－1本分
A しょうゆ－大さじ3
　酒－大さじ1½
　砂糖－大さじ1½
　みりん－大さじ1½
　酢－大さじ1

作り方

1. 鶏肉は、両面に包丁の先で数か所刺す@。ポリ袋に入れて A をもみ込み、15〜30分おく。

2. 鍋に湯をわかし、小松菜をさっとゆでて冷水に取る。水けを絞り、食べやすい長さに切る。

3. 鍋に1を入れ、長ねぎの青い部分も手で半分に折って入れ、中火にかける。煮立ったらふたをして弱火にし、両面を3分ずつ煮る。火を止めてゆで卵を加え、ふたをして粗熱を取る。

4. 鶏肉を食べやすい大きさに切って器に盛り、ゆで卵、小松菜を添える。

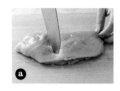

鶏肉の表面に包丁の先をまんべんなく刺すことで、ほどよく繊維が断ち切られ、やわらかい食感に。味もしみ込みやすくなります。

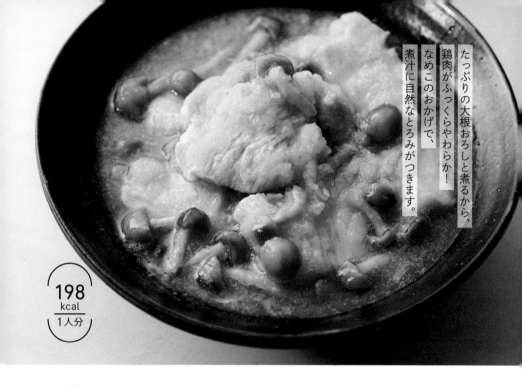

たっぷりの大根おろしと煮るから、
鶏肉がふっくらやわらか！
なめこのおかげで、
煮汁に自然なとろみがつきます。

198
kcal
1人分

鶏むね肉となめこのみぞれ煮

材料 [2人分]

鶏むね肉(皮なし) －1枚
大根 － ¼本(250g)
なめこ －80g
A 酒 －大さじ1
　　片栗粉 －大さじ1
　　塩 －ふたつまみ
B だし汁 －300㎖
　　しょうゆ －大さじ1弱
　　みりん －大さじ1弱
　　酢 －小さじ2
　　塩 －ひとつまみ
ゆず皮 －適量

作り方

1. 鶏肉はひと口大に切り、**A**をもみ込む。大根はすりおろして軽く汁けを絞る。なめこはさっと洗う。

2. 鍋に**B**を入れて中火にかけ、煮立ったら鶏肉を加えて弱火にし、4分ほど煮る。

3. **2**に大根おろし、なめこを加え、2分ほど煮る。塩(分量外)で味を調える。

4. 器に**3**を盛り、ゆず皮をすりおろして散らす。

鶏むね肉・ささみのメインおかず

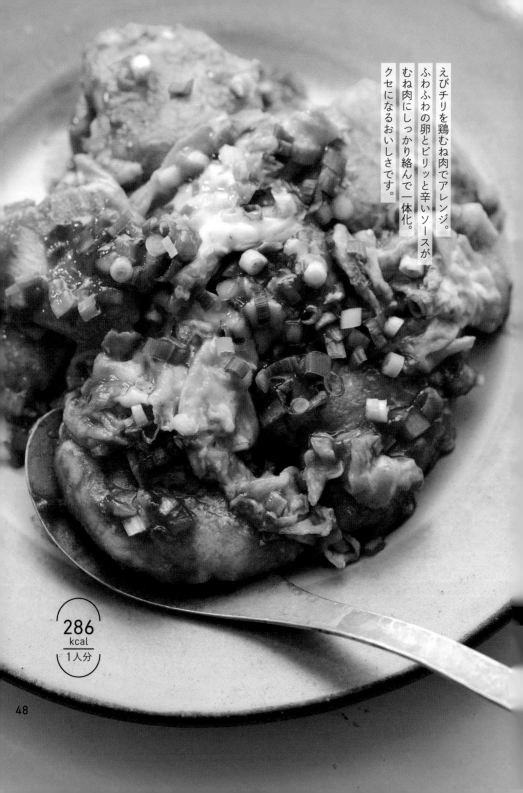

えびチリを鶏むね肉でアレンジ。ふわふわの卵とピリッと辛いソースがむね肉にしっかり絡んで一体化。クセになるおいしさです。

286
kcal
1人分

ふわふわ卵のピリ辛鶏チリ

材料 [2人分]

鶏むね肉(皮なし) − 1枚
卵 − 2個
小ねぎ − 1本
A 酒 − 大さじ1
　 塩 − ひとつまみ
　 片栗粉 − 大さじ1
B トマトケチャップ − 大さじ1
　 豆板醤 − 小さじ1
　 顆粒鶏がらスープの素 − 小さじ1
　 しょうゆ − 小さじ1
　 砂糖 − 小さじ1
　 長ねぎ(粗みじん切り) − 10cm分
　 水 − 大さじ2
塩 − ひとつまみ
油 − 小さじ2

作り方

1. 鶏肉はひと口大のそぎ切りにし、**A**をもみ込む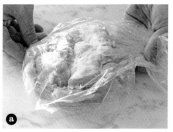。小ねぎは小口切りにする。**B**は混ぜる。

2. 卵は割りほぐし、塩を混ぜる。フライパンに油小さじ1を中火で熱し、卵を流し入れ、縁が固まってきたら、大きく混ぜて半熟状にし、取り出す。

3. 2のフライパンに油小さじ1を中火で熱し、鶏肉を2分ほど焼く。鶏肉を裏返し、ふたをして弱火にし、2〜3分焼いて取り出す。

4. 3のフライパンに**B**を入れ、中火にかける。ふつふつしてきたら鶏肉を戻し入れ、ひと煮立ちしたら卵を戻し入れてざっと絡める。

5. 器に4を盛り、小ねぎを散らす。

鶏肉に下味をもみ込むことで、焼いてもパサつかず、やわらかくジューシーに仕上がります。

ガーリックケッパーソースの
しっ鶏ソテー

材料 [2人分]

鶏むね肉(皮なし) − 1枚

A 酒 − 大さじ1
片栗粉 − 大さじ1
塩 − ふたつまみ

にんにく(みじん切り) − 1かけ分

ケッパー − 大さじ1

白ワイン − 大さじ2

バター − 5g

オリーブオイル − 小さじ2

パセリ(みじん切り) − 適量

作り方

1. 鶏肉は手で割いて2枚にし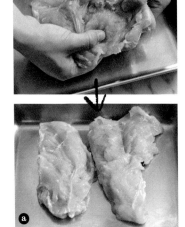、Aをもみ込む。

2. フライパンにオリーブオイル小さじ1を中火で熱し、1を2分ほど焼く。裏返してふたをし、弱火にして3〜4分焼き、器に盛る。

3. 2のフライパンにオリーブオイル小さじ1、バター、にんにく、ケッパーを入れ、中火にかける。香りが出てきたら白ワインを加え、ゴムべらでケッパーを粗くつぶしながら全体を混ぜる。とろっとしてきたら火を止めて鶏肉にかけ、パセリを散らす。

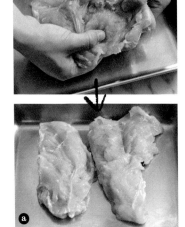

鶏肉の筋の部分に親指を刺し入れ、半分に割きます。肉の断面がデコボコするので、下味が絡みやすくなります。包丁やまな板が汚れないのも助かるポイント。

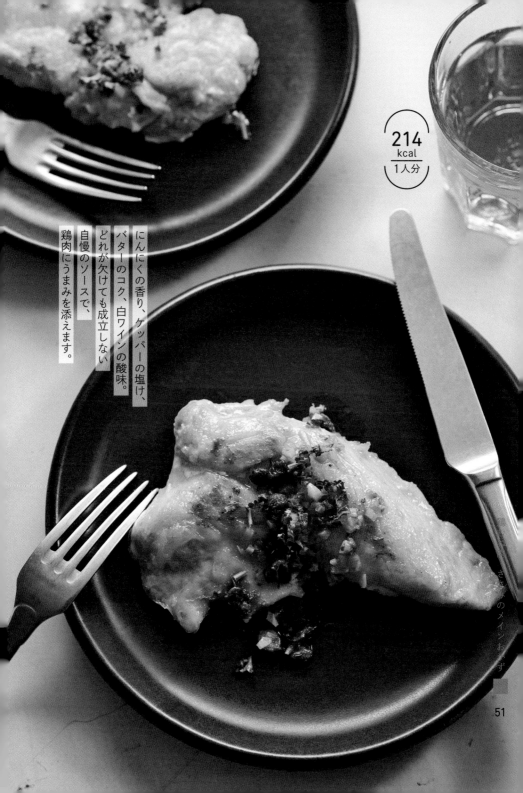

にんにくの香り、ケッパーの塩け、
バターのコク、白ワインの酸味。
どれが欠けても成立しない
自慢のソースで、
鶏肉にうまみを添えます。

214
kcal
1人分

ささみ

チンジャオささみ

材料［2人分］

ささみ(筋を取ったもの)−4本
ピーマン−3個
A　酒−大さじ½
　　片栗粉−大さじ½
　　塩−少々
　　こしょう−少々
B　オイスターソース−小さじ2
　　しょうゆ−小さじ1
　　砂糖−小さじ½
　　おろしにんにく−小さじ½
油−小さじ1

作り方

1. ささみは細切りにし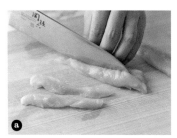、**A**をもみ込む。ピーマンは縦に細切りにする。**B**は混ぜる。

2. フライパンに油を中火で熱し、ささみを2〜3分焼く。表面に焼き色がついたらピーマンを加えて1分ほど炒め、**B**を加えて絡める。

52

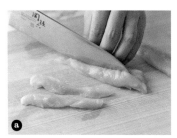

ささみは縦半分に切り、繊維を断つように斜めに3〜4等分に切ります。

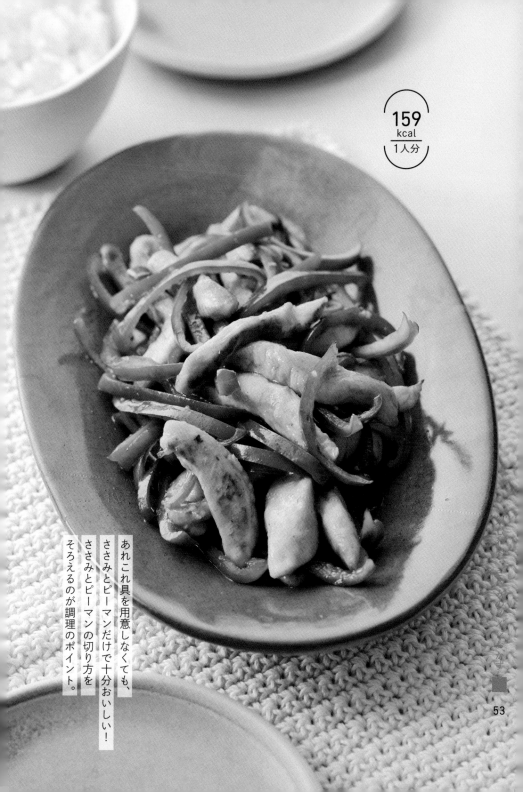

159
kcal
1人分

あれこれ具を用意しなくても、
ささみとピーマンだけで十分おいしい!
ささみとピーマンの切り方を
そろえるのが調理のポイント。

53

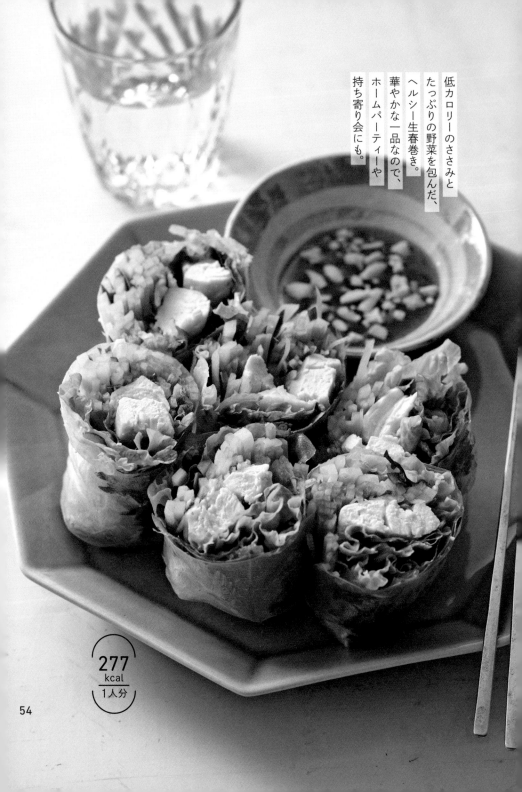

低カロリーのささみと
たっぷりの野菜を包んだ、
ヘルシー生春巻き。
華やかな一品なので、
ホームパーティーや
持ち寄り会にも。

277
kcal
1人分

ささみとたっぷり野菜の生春巻き

材料 [2人分]

ささみ（筋を取ったもの）－4本
生春巻きの皮－6枚
きゅうり－1本
にんじん－⅓本
みょうが－2個
サニーレタス－3枚
大葉－6枚
A 酒－大さじ½
　 塩－ひとつまみ
B スイートチリソース－適量
　 ピーナッツ－適量

作り方

1. ささみは耐熱皿にのせ、表面にフォークを数か所刺して穴をあけ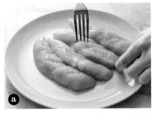、Aをまぶす。ふんわりとラップをかけ、電子レンジで3〜4分加熱する。そのままおいて粗熱を取り、4〜5等分に手で割く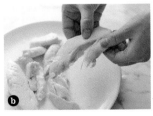。

2. きゅうり、にんじん、みょうがはせん切りにする。サニーレタスはおおまかにちぎる。Bのピーナッツは粗く刻む。

3. 生春巻きの皮を水にくぐらせ、具をのせて巻く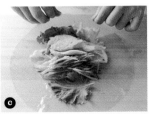。計6本を巻き、半分に切って器に盛り、Bを混ぜて添える。

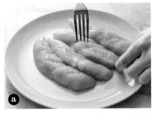

表面にフォークで穴をあけることで、下味がしみ込みやすくなります。また、レンジ加熱中に肉が破裂するのも防げます。

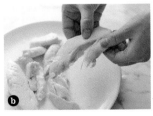

レンジ加熱したささみは、大きめに割いて食べごたえを出します。

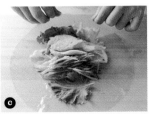

しめらせた生春巻きの皮の上にサニーレタスと大葉を敷き、ささみとせん切りにした野菜を並べてのせ、手前からひと巻きし、左右を折って巻いていきます。

ねぎだくささみ

にんにく、ごま油、レモンと、さまざまな風味がミックスされたねぎだれ。やみつきになるおいしさです。

183
kcal
1人分

材料 [2人分]

ささみ(筋を取ったもの) - 4本
きゅうり - 1本

A 酒 - 大さじ½
塩 - ひとつまみ

B ごま油 - 大さじ1
レモン汁 - 小さじ1
顆粒鶏がらスープの素 - 小さじ1
塩 - ひとつまみ
長ねぎ(みじん切り) - 10cm分
おろしにんにく - 小さじ½

作り方

1. ささみは耐熱皿にのせ、表面にフォークを数か所刺して穴をあける(p.55 ⓐ 参照)。**A** をまぶしてふんわりとラップをかけ、電子レンジで4〜5分加熱する。そのままおいて粗熱を取る。蒸し汁は取っておく。

2. きゅうりはすりこ木などでたたき、食べやすい大きさにちぎる。**B** と **1** の蒸し汁大さじ1(分量外)を合わせ、よく混ぜる。

3. **1** のささみをそぎ切りにして器に並べ、きゅうりをのせて **B** をかける。

ごまごま焼き

材料 [2人分]

ささみ(筋を取ったもの) − 4本
A しょうゆ − 小さじ2
  酒 − 小さじ2
  おろししょうが − 小さじ½
炒り白ごま − 大さじ2
炒り黒ごま − 大さじ2
ごま油 − 小さじ2

作り方

1. ささみは縦半分に切って**A**をもみ込み、10分ほどおく。

2. **1**の半量に白ごま、もう半量に黒ごまをまぶす。

3. フライパンにごま油を中火で熱し、**2**の両面が薄いきつね色になるまで2〜3分ずつ焼く。

さっぱり味のささみも、
ごま衣のおかげで
うまみと香ばしさがアップします。
白黒の風味の違いも楽しい!

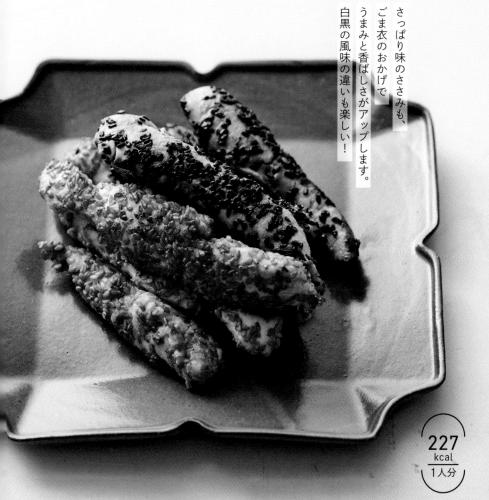

227
kcal
1人分

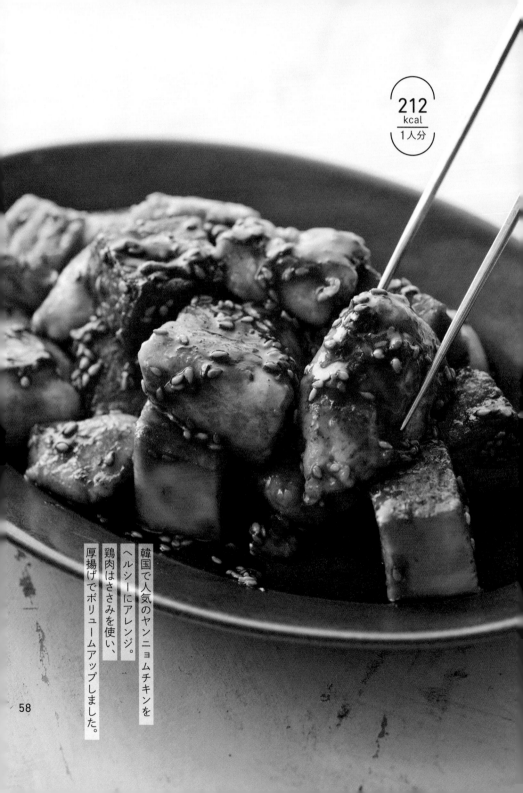

212
kcal
1人分

韓国で人気のヤンニョムチキンを
ヘルシーにアレンジ。
鶏肉はささみを使い、
厚揚げでボリュームアップしました。

うま辛ヤンニョムチキン

材料 [2人分]

ささみ(筋を取ったもの) – 3本
絹厚揚げ – ½枚(75g)

A 酒 – 大さじ½
　　片栗粉 – 大さじ½

B コチュジャン – 大さじ1
　　酒 – 小さじ2
　　しょうゆ – 小さじ2
　　砂糖 – 小さじ2
　　炒り白ごま – 小さじ1

油 – 小さじ1

作り方

1. ささみはひと口大に切り、**A**をもみ込む。厚揚げは余分な油をキッチンペーパーでおさえて取り、ひと口大に切る**ⓐ**。**B**はよく混ぜる。

2. フライパンに油を中火で熱し、ささみを2～3分焼く。厚揚げを加えて表面に焼き色をつけるように転がしながら1～2分焼く。

3. **B**を加えて煮絡める。

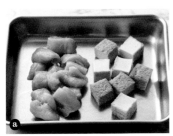

ささみと厚揚げは、食べやすいように同じ大きさに切りそろえます。

バジルとチーズのはさみ焼き

材料 [2人分]

ささみ(筋を取ったもの) － 4本
バジル － 4枚
スライスチーズ(溶けるタイプ) － 1枚
塩 － ふたつまみ
こしょう － 少々
米粉 － 大さじ½
オリーブオイル － 小さじ1
サニーレタス － 適量

作り方

1. ささみはびんやめん棒などでたたき❶、薄く平らにする。スライスチーズは4等分に切る。

2. ささみを縦に置き、上半分にバジル、チーズの順にのせ、下半分をかぶせて軽く手でおさえる❷。両面に塩、こしょうをふり、米粉をまぶす。

3. フライパンにオリーブオイルを中火で熱し、2を並べて2分ほど焼く。裏返してふたをし、弱火にして2～3分焼く。器に盛り、サニーレタスを添える。

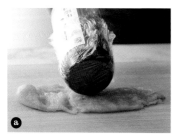

ささみをたたいて平らにのばし、ボリューム感を出します。道具をラップでくるんで作業すると、衛生的で道具も汚れません。

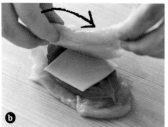

ささみの上にバジルとチーズをのせたら折りたたむようにかぶせ、手のひらできゅっとおさえて閉じます。

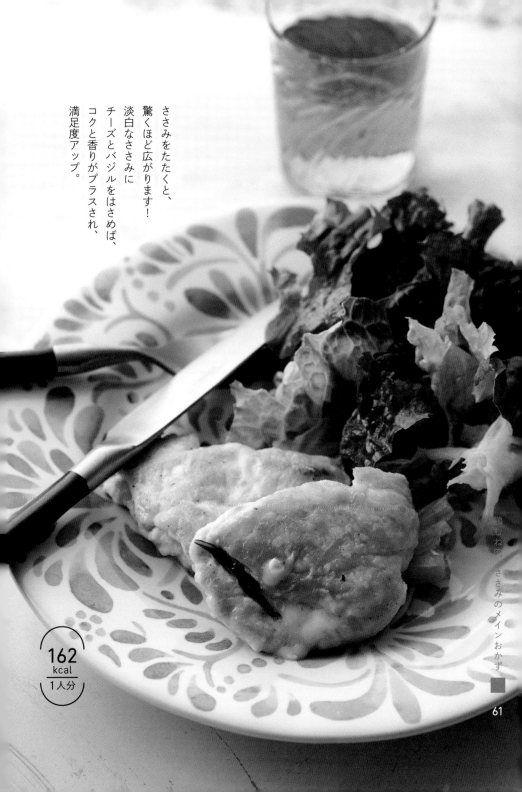

ささみをたたくと、
驚くほど広がります！
淡白なささみに
チーズとバジルをはさめば、
コクと香りがプラスされ、
満足度アップ。

162
kcal
1人分

鶏むね肉　ささみのメインおかず

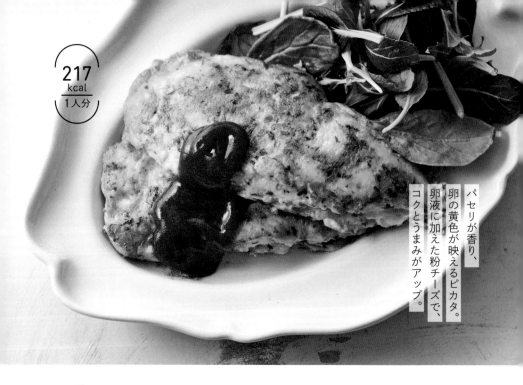

パセリが香り、
卵の黄色が映えるピカタ。
卵液に加えた粉チーズで、
コクとうまみがアップ。

パセリピカタ

材料 [2人分]

ささみ(筋を取ったもの) − 4本
A 塩 − ふたつまみ
　　こしょう − 少々
米粉 − 大さじ1〜2
B 卵 − 1個
　　パセリ(みじん切り) − 大さじ2〜3
　　粉チーズ − 大さじ1
油 − 小さじ1
トマトケチャップ − 適量
ベビーリーフ − 適量

作り方

1. ささみは包丁で厚みを均一にし、包丁の背でたたく **ⓐ**。**A**をふり、米粉を両面にまぶす。

2. バットに**B**を入れて混ぜ、**1**の両面に絡める。

3. フライパンに油を弱めの中火で熱し、**2**を並べてバットに残った卵液を上からかけ、両面を2分ずつ焼く。器に盛ってケチャップをかけ、ベビーリーフを添える。

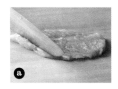

ささみの中心に包丁で切り込みを入れ、そこから左右に開いて厚みを均一にします。さらに包丁の背でたたいて繊維を断ち切ることで、肉がやわらかくなります。

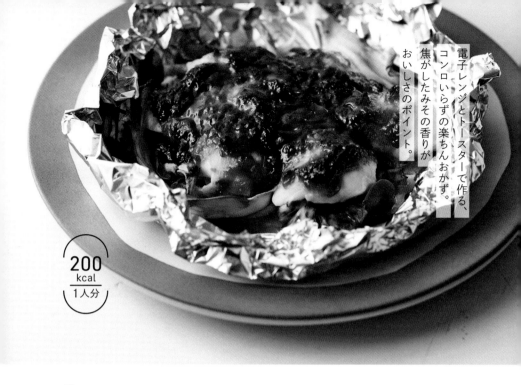

200
kcal
1人分

ささみときのこの焦がしみそ焼き

材料 [2人分]

ささみ(筋を取ったもの) － 4本
まいたけ － 50g
しめじ － 50g
酒 － 大さじ½
A みそ － 大さじ2
　　みりん － 大さじ1
　　砂糖 － 大さじ1
　　酒 － 大さじ½

作り方

1. ささみはひと口大に切り、酒をまぶす。まいたけ、しめじは食べやすく手で割く。

2. 耐熱ボウルに **A** を入れて混ぜ、ラップをせずに電子レンジで30秒加熱する。一度混ぜて再び20〜30秒加熱し、もう一度混ぜて20〜30秒加熱し、全体を混ぜて粗熱を取る。

3. アルミホイルを広げて縁を立ち上げ、きのこ、ささみの順にのせ、**2** をかけて広げ、オーブントースターで焼き目がつくまで15分ほど焼く。

鶏むね肉・ささみのメインおかず

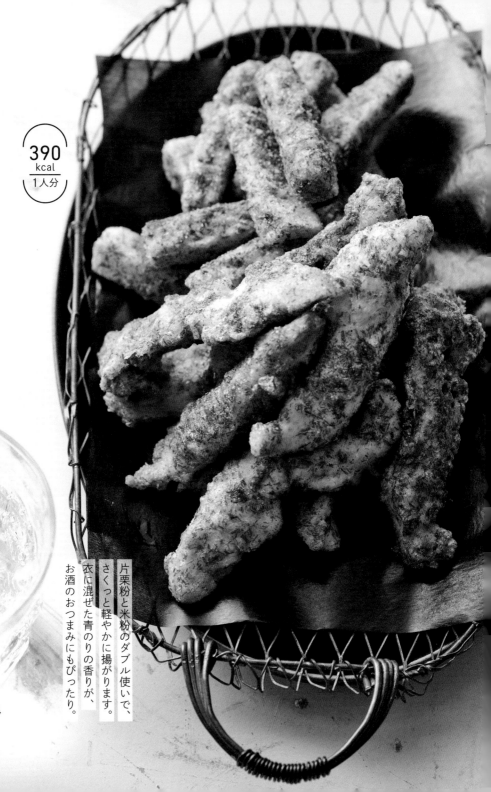

片栗粉と米粉のダブル使いで、
さくっと軽やかに揚がります。
衣に混ぜた青のりの香りが、
お酒のおつまみにもぴったり。

390
kcal
1人分

ささみと長いもの
のり塩フリット

材料 [2人分]

ささみ(筋を取ったもの) − 4本
長いも − 100g
A 水 − 大さじ3
　米粉 − 大さじ1½
　片栗粉 − 大さじ1½
　マヨネーズ − 小さじ1
　塩 − ひとつまみ
　青のり − 大さじ1
B 片栗粉 − 大さじ2
　青のり − 小さじ2
　塩 − ひとつまみ
揚げ油 − 適量

作り方

1. ささみは斜めに3等分に切る。ボウルに**A**を入れて混ぜ、ささみを絡める。

2. 長いもは7mm角の棒状に切る。ポリ袋に**B**とともに入れ、口を閉じてふりながら全体にまぶす。

3. フライパンや揚げ鍋の底から2cmほどまで油を注ぎ、170℃に熱し、長いもがカリッとするまで2分ほど揚げる。ささみも薄く色づくまで3〜5分揚げる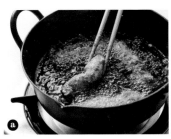。

ときどき菜箸で転がしながら、表面がうっすらときつね色になるまで揚げます。

ささみ入り大根もち

材料 [2人分]

ささみ(筋を取ったもの) − 3本
大根 − ¼本(250g)
長ねぎ − 5cm
A 片栗粉 − 大さじ3
米粉 − 大さじ3
桜えび − 大さじ3(6g)
塩 − ひとつまみ
顆粒鶏がらスープの素 − 少々
こしょう − 少々
油 − 小さじ1
ごま油 − 小さじ1
練り辛子 − 適量
しょうゆ − 適量

作り方

1. ささみは小さめのひと口大に切る。大根はせん切りにする。長ねぎはみじん切りにする。

2. ボウルに**1**、**A**を入れてしっかり混ぜる**ⓐ**。

3. フライパンに油小さじ½を中火で熱して**2**の半量を丸く広げ、ふたをして弱めの中火にし、両面を3分〜3分30秒ずつ焼く**ⓑ**。

4. ふたを取ってやや火を強め、鍋肌からごま油小さじ½を回し入れて香りをつけ、表面をカリッと焼く。同様にもう1枚焼く。粗熱を取って食べやすく切り、器に盛って辛子としょうゆを添える。

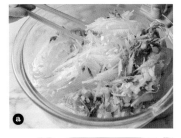

材料はまんべんなくしっかり混ぜます。大根はスライサーを使うと、楽に細くできます。

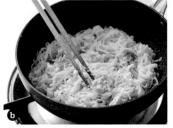

フライパンは直径20cmのものが焼きやすいです。生地の厚みを均等に広げて焼きましょう。

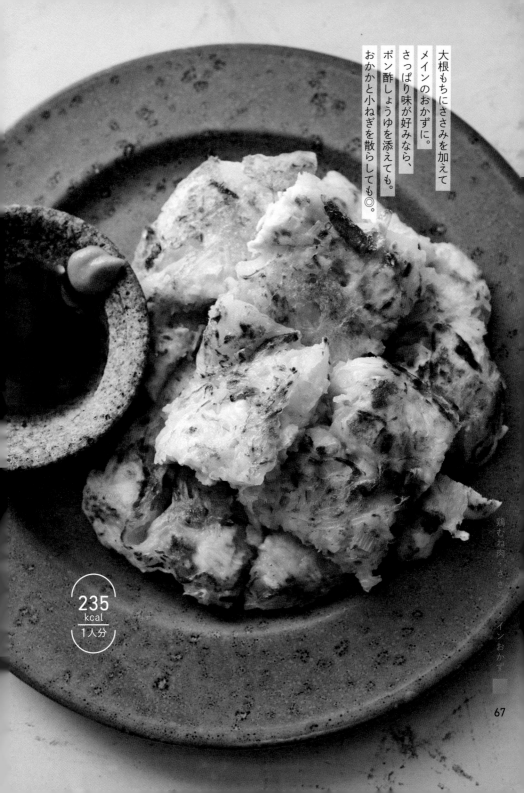

235
kcal
1人分

鶏
む
ね
肉
・
さ
さ
み
／
メ
イ
ン
お
か
ず

PART 2

Healthy Recipes

PORK
BEEF
FISH

キレイにやせていく
豚肉・牛肉・魚の
メインおかず

豚肉・牛肉・魚

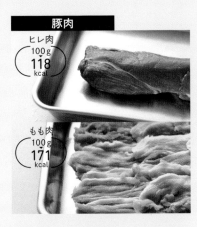

豚肉

ヒレ肉
100g
118
kcal

もも肉
100g
171
kcal

ヒレ肉は豚肉のおもな部位の中ではもっとも高たんぱく低脂肪で、カロリーも低いので、積極的に食べるようにしています。薄切り肉は、脂肪が少なく味にクセのないもも肉を選んでいます。

栄養メモ 豚肉は必須アミノ酸をバランスよく含む良質のたんぱく質源。他の肉に比べて、疲労回復効果のあるビタミンB_1、皮膚や粘膜を保護するB_2が多い。

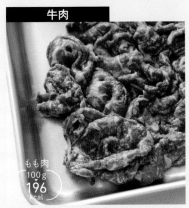

牛肉

もも肉
100g
196
kcal

鶏肉や豚肉と比べてお値段がはるので、家ではあまり食べませんが、「どうしても食べたい！」というときは高たんぱく低脂肪のもも肉を選び、野菜などを組み合わせてボリュームを出します。

栄養メモ 主な部位の中では、牛もも肉は牛ヒレ肉に次いで高たんぱく低脂肪。牛肉の赤身に含まれる鉄（ヘム鉄）は野菜などに含まれる鉄（非ヘム鉄）に比べ、吸収率が約7倍高い。

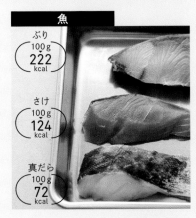

魚

ぶり
100g
222
kcal

さけ
100g
124
kcal

真だら
100g
72
kcal

魚を食べるなら切り身がおすすめ。おろす手間もかからず、簡単に調理できます。肉よりも火の通りが早いので、時間のないときにも便利です。

栄養メモ ぶりは血液サラサラ効果や脳の活性化が期待できるDHAやEPAを非常に多く含む。さけの赤い色はアスタキサンチンという色素によるもので、抗酸化作用が高いといわれる。たらは低カロリーでカリウム、カルシウムなどのミネラルをバランスよく含む。

豚ヒレ肉

豚ヒレのハニージンジャー

材料 [2人分]

豚ヒレ肉 – 200g
A 塩 – ひとつまみ
　 こしょう – 少々
片栗粉 – 大さじ1
B 酒 – 大さじ1
　 しょうゆ – 大さじ1
　 みりん – 大さじ1
　 はちみつ – 小さじ1
　 おろししょうが – 大さじ1
油 – 小さじ1
サニーレタス – 適量

作り方

1. 豚肉は1cm幅に切り、包丁の背で二方向からたたく **ⓐ**。両面に **A** をふり、片栗粉をまぶす**ⓑ**。**B** はよく混ぜる。
2. フライパンに油を中火で熱し、豚肉を並べて両面1〜2分ずつ焼く。
3. 2に **B** を加えて煮詰める。器に盛り、サニーレタスを添える。

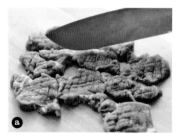

豚ヒレ肉は加熱すると縮みやすいので、包丁の背でたたき、やわらかくします。一方向からだけでなく、別の方向からもたたき、筋繊維をしっかりとほぐしておきます。

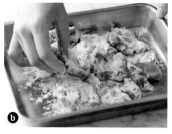

肉に片栗粉をまぶして焼くと、調味料が全体に絡みやすくなります。

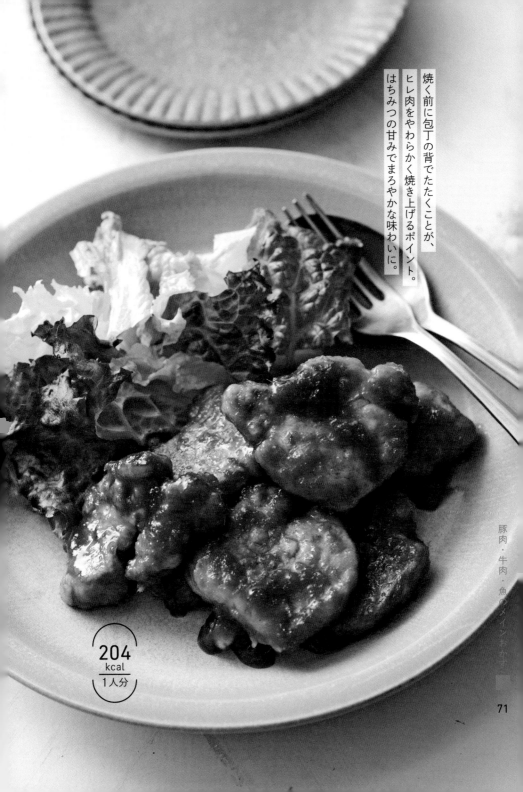

焼く前に包丁の背でたたくことが、
ヒレ肉をやわらかく焼き上げるポイント。
はちみつの甘みでまろやかな味わいに。

豚肉・牛肉・魚のメインおかず

204
kcal
1人分

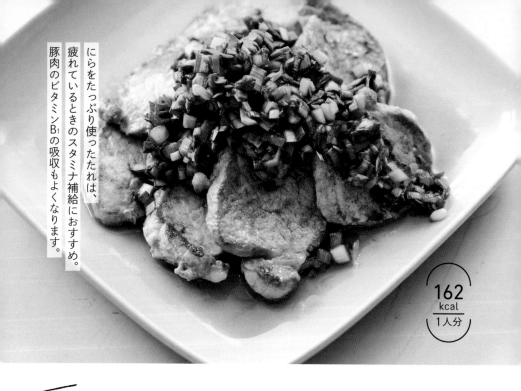

にらをたっぷり使ったたれは、疲れているときのスタミナ補給におすすめ。豚肉のビタミンB₁の吸収もよくなります。

162
kcal
1人分

豚ヒレの甘酸っぱいにらだれがけ

材料 [2人分]

豚ヒレ肉 − 200g

にら − ½束

A しょうゆ − 大さじ1
酢 − 大さじ1
砂糖 − 小さじ2

B 塩 − ひとつまみ
こしょう − 少々

ごま油 − 小さじ1

作り方

1. にらは3〜4mm幅に切り、**A**とよく混ぜる。

2. 豚肉は1cm幅に切り、包丁の背で二方向からたたく(p.70 **a** 参照)。両面に**B**をふる。

3. フライパンにごま油を中火で熱し、**2**を両面1〜2分ずつ焼く。

4. 器に**3**を盛り、**1**をかける。

72

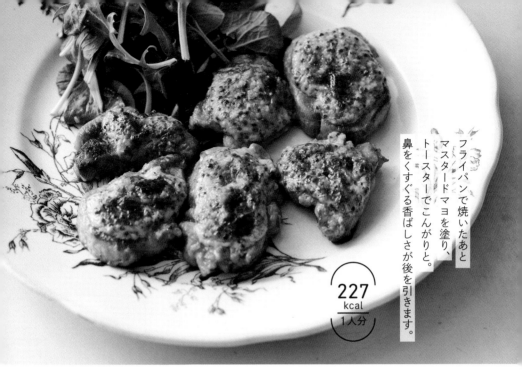

フライパンで焼いたあと
マスタードマヨを塗り、
トースターでこんがりと。
鼻をくすぐる香ばしさが後を引きます。

豚ヒレのマスタードグリル

材料 [2人分]

豚ヒレ肉 – 200g
A 塩 – ひとつまみ
　　 こしょう – 少々
米粉 – 大さじ1
酒 – 大さじ1
B 粒マスタード – 大さじ1½
　　 マヨネーズ – 大さじ1
オリーブオイル – 小さじ1
ベビーリーフ – 適量

作り方

1. 豚肉は1.5cm幅に切り、包丁の背で二方向からたたく(p.70 **ⓐ**参照)。両面に **A** をふり、米粉をまぶす。**B** はよく混ぜる。

2. フライパンにオリーブオイルを中火で熱し、**1** を並べて1〜2分焼く。裏返して酒をふり、ふたをして弱火にし、1分ほど焼く。ふたを取って水分をさっと飛ばす。

3. オーブントースターの天板に **2** を並べて **B** をのせ、5〜10分焼く。器に盛り、ベビーリーフを添える。

豚肉・牛肉・魚のメインおかず

73

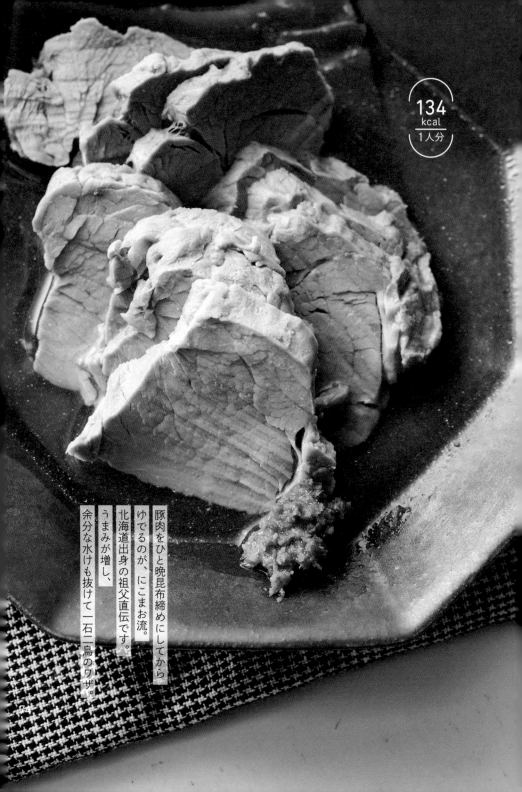

豚肉をひと晩昆布締めにしてから
ゆでるのが、にこまお流。
北海道出身の祖父直伝です。
うまみが増し、
余分な水けも抜けて一石二鳥のワザ。

ゆで豚

材料 [2人分]

豚ヒレ肉 − 200g
昆布 (15cm長さ) − 2枚
塩 − 小さじ½
酒 − 大さじ2
長ねぎの青い部分 − 1本分
ゆずこしょう − 適量

作り方

1. 豚肉は表面の水けをキッチンペーパーでおさえ、全体にフォークを刺して穴をあけ、塩をすり込む。昆布はさっと水でぬらし、肉を覆うように上下にはりつけ 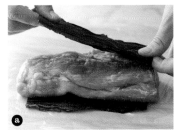、ラップで包んで冷蔵室にひと晩おく 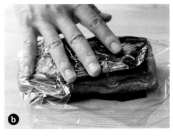。

2. 長ねぎは手で半分に折って鍋に入れ、**1** (昆布をはりつけたまま)、酒も加え、肉が隠れるくらいの水 (分量外) を注いで中火にかける。煮立ったらあくを取り、弱火にしてキッチンペーパーで落としぶたをし、20分ほどゆでる。火を止め、粗熱が取れるまでそのままおく。

3. **2**の肉を4〜5mm幅に切る。器に昆布を敷いて肉を盛り、ゆで汁少量を注ぎ、ゆずこしょうを添える。

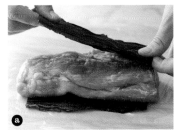

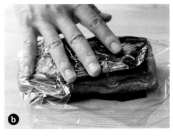

肉に昆布をはりつけるようにしてラップで包み、冷蔵室で寝かせます。余分な水分が抜けて、うまみが増す効果もあります。

豚もも肉

豚とキャベツのにんにく蒸し

材料 [2人分]

豚もも薄切り肉(しゃぶしゃぶ用)
　－200g
キャベツ－½個
小ねぎ－3本
にんにく－1かけ
A 酒－大さじ2
　　 顆粒鶏がらスープの素
　　　　－小さじ2
　　 塩－小さじ½
レモン(くし形切り)－2切れ
しょうゆ－適量

作り方

1. キャベツはざく切りにする。小ねぎは小口切りにする。にんにくは薄切りにする。豚肉は2～3等分に切る。

2. 鍋にキャベツの⅓量、豚肉の半量、にんにくの順に重ね、さらにキャベツの半量を入れてギュッと押し、残りの豚肉、残りのキャベツを順に重ねて入れる **ⓐ**。

3. 2に **A** を加えてふたをし、中火にかける。沸騰したら弱火にし、10分ほど蒸し焼きにする。

4. 3に小ねぎを散らし、レモンとしょうゆを添える。

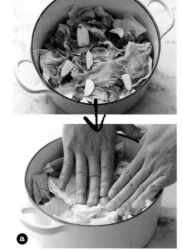

ⓐ

キャベツの上に豚肉を重ならないように広げ、にんにくをのせます。この上にキャベツをのせたら、ギュッと押して平らにします。

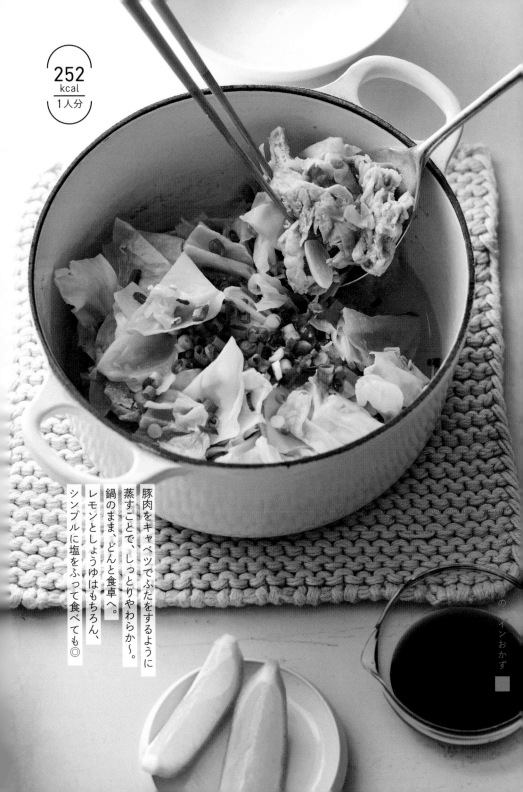

豚肉をキャベツでふたをするように
蒸すことで、しっとりやわらか〜。
鍋のまま、どんと食卓へ。
レモンとしょうゆはもちろん、
シンプルに塩をふって食べても◎

材料 [2人分]

豚もも薄切り肉(しゃぶしゃぶ用)
　　－150g
玉ねぎ－1個
大葉－3枚
塩－ひとつまみ
こしょう－少々
バター－5g
A | 白だし－小さじ½
　 | しょうゆ－小さじ1

作り方

1. 玉ねぎは8等分のくし形に切る。大葉はせん切りにする。

2. 豚肉を広げて玉ねぎを巻き、両面に塩、こしょうをふる。

3. 耐熱皿に2を並べ、バターをちぎってのせる。ふんわりとラップをかけ、電子レンジで3分加熱する。一度取り出して裏返し、再びラップをかけて3分加熱する。そのまま5分ほどおき、余熱で火を通す。

4. Aを混ぜて3にかけ、大葉をのせる。

レンチン玉ねぎの豚巻き
バターしょうゆ

181
kcal
1人分

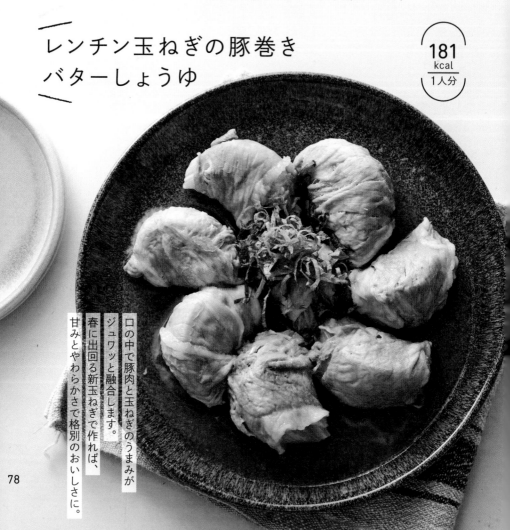

口の中で豚肉と玉ねぎのうまみが
ジュワッと融合します。
春に出回る新玉ねぎで作れば、
甘みとやわらかさで格別のおいしさに。

豆苗ともやしと豚の
ごまだれしゃぶ

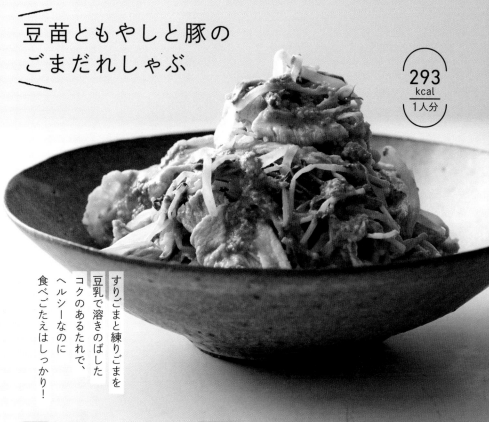

すりごまと練りごまを
豆乳で溶きのばした
コクのあるたれで、
ヘルシーなのに
食べごたえはしっかり！

材料 [2人分]

豚もも薄切り肉（しゃぶしゃぶ用）
－200g
もやし－½袋（100g）
豆苗－½袋（50g）
A ┌ 豆乳（成分無調整）－大さじ3
　　├ めんつゆ－大さじ2
　　├ すり白ごま－大さじ1
　　└ 練り白ごま－大さじ1

作り方

1. 鍋にたっぷりの湯をわかし、酒大さじ2（分量外）
　を入れ、再び煮立ったらごく弱火にする。豚肉を
　2～3枚ずつ広げて入れ、さっとゆでる。色が変
　わったらざるに広げ、粗熱を取る**ⓐ**。

2. 耐熱ボウルにもやしと豆苗を入れ、ふんわりとラ
　ップをかけ、電子レンジで2～3分加熱し、水け
　をきって粗熱を取る。

3. 2のボウルに1と **A** を入れて和える。

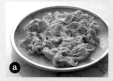

ゆでた豚肉は脂が固まってしまう
ので、水にさらさないこと。ざるに
広げて冷まします。

豚肉・牛肉・魚のメインおかず

79

牛もも肉

牛肉とスライス大根の白だし煮

材料 [2人分]

牛もも薄切り肉 − 150g
大根 − ¼本(250g)
油揚げ − 1枚
しょうが − 1かけ
A 白だし − 大さじ3
   水 − 300㎖
七味唐辛子 − 少々
ゆずこしょう − 適量

作り方

1. 油揚げは余分な油分をキッチンペーパーでおさえて取り、1cm幅に切る。しょうがはせん切りにする。牛肉は大きければ食べやすく切る。

2. 鍋にたっぷりの湯をわかし、牛肉を色が変わるまでゆで、取り出す。

3. 2の鍋をさっと洗い、大根をスライサーなどで薄い輪切りにしながら入れ、油揚げ、しょうが、**A**も加えてふたをし、中火にかける。沸騰したら弱火にして5分ほど煮る。

4. 牛肉を加えて再びふたをし、10分ほど煮る。

5. 器に**4**を盛り、七味唐辛子をふり、ゆずこしょうを添える。

210
kcal
1人分

大根はスライサーやピーラーで薄切りに。
さっと煮ただけで、
煮汁がしっかりしみ込みます。
油揚げの油分が煮汁にほどよいコクを与えます。

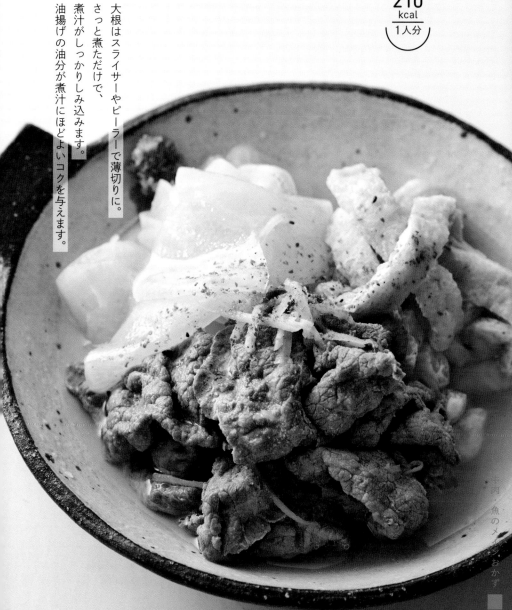

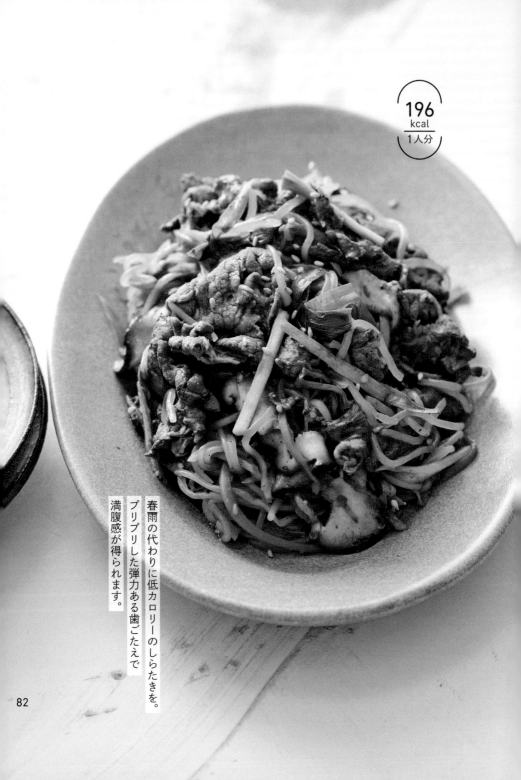

196
kcal
1人分

春雨の代わりに低カロリーのしらたきを。
プリプリした弾力ある歯ごたえで
満腹感が得られます。

牛肉としらたきのチャプチェ

材料 [2人分]

牛もも薄切り肉 － 120 g
しらたき(あく抜きしたもの)
　　 － 1袋 (180 g)
にんじん － ⅓本
にら － ½束
しいたけ － 3枚
A｜しょうゆ － 大さじ1
　｜酒 － 大さじ1
　｜砂糖 － 小さじ1
　｜コチュジャン － 小さじ1
　｜炒り白ごま － 小さじ1
　｜おろしにんにく － 小さじ½
ごま油 － 小さじ1

作り方

1. 牛肉としらたきは食べやすい大きさに切る。にんじんはせん切りにする。にらは4cm長さに切る。しいたけは薄切りにする。Aはよく混ぜる。

2. フライパンにごま油を中火で熱し、牛肉を炒める。色が変わってきたらしらたきを加えてさっと炒め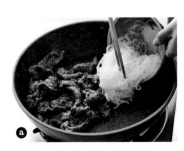、にんじん、しいたけも加えて炒める。しんなりしたらにら、Aを加えて炒め合わせる。

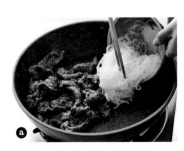

牛肉の色が変わったらすぐにしらたきを加え、水分を飛ばすように炒めます。

魚

たらのトマトソテー

材料 [2人分]

生だら － 2切れ (180～200 g)
ミニトマト － 10個
にんにく (みじん切り) － 1かけ分
塩 － ひとつまみ
こしょう － 少々
米粉 － 大さじ½
白ワイン － 大さじ2
オリーブオイル － 小さじ2
A オリーブオイル － 小さじ1
バター － 5g
B 塩 － 少々
こしょう － 少々
レモン － ¼個分

作り方

1. たらは塩、こしょうをふり、米粉をまぶす**ⓐ**。ミニトマトは半分に切る。

2. フライパンにオリーブオイルを中火で熱し、たらの皮目を下にして入れ、2分ほど焼く。焼き目がついたら裏返し、白ワインを加えてふたをし、弱火にして3～5分蒸し焼きにする**ⓑ**。フライパンから取り出し、器に盛る。

3. 2のフライパンに**A**とにんにくを入れ、弱火にかける。にんにくの香りがしてきたら、ミニトマト、**B**を加え、レモンをしぼってふたをし、1分ほど蒸し焼きにする。全体を混ぜ、ミニトマトがくたっとしたら火を止め、**2**のたらにかける。

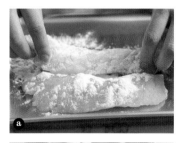

たらに米粉をまぶすことで、表面はカリッと香ばしく、中はふっくら焼き上がります。

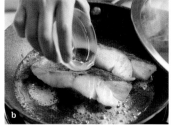

たらをこんがり焼いたら白ワインを加えて蒸し焼きに。魚の臭みが抜け、うまみが増します。

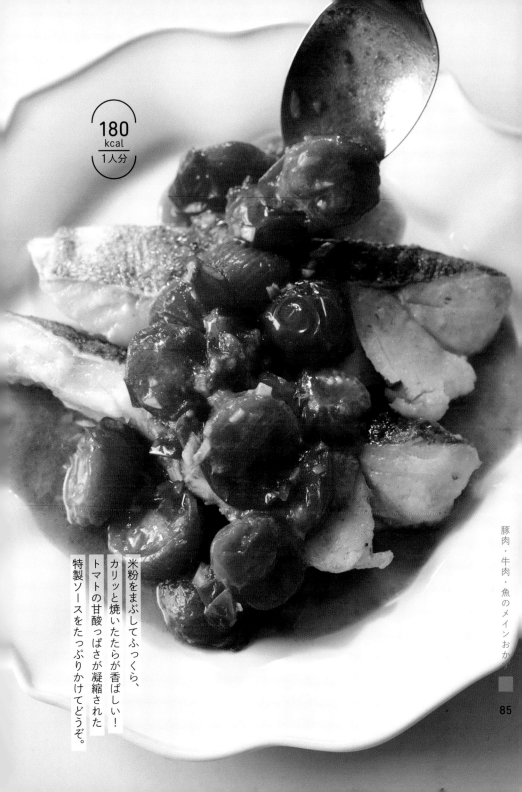

米粉をまぶしてふっくら、
カリッと焼いたたらが香ばしい！
トマトの甘酸っぱさが凝縮された
特製ソースをたっぷりかけてどうぞ。

豚肉・牛肉・魚のメインおかず

85

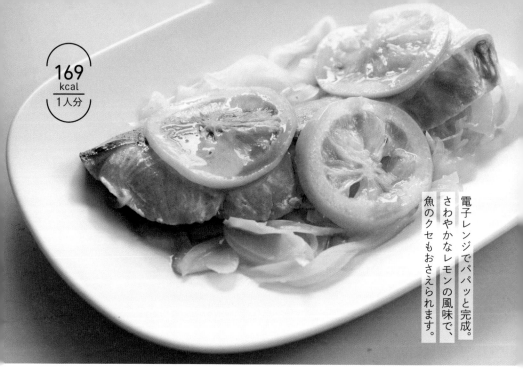

電子レンジでパパッと完成。さわやかなレモンの風味で、魚のクセもおさえられます。

さけのレンチンレモン蒸し

材料 [2人分]

生さけ － 2切れ(170〜200g)
玉ねぎ － ½個
レモン － ½個
塩 － 小さじ¼
バター － 5g
A｜塩 － 小さじ¼
　｜こしょう － 少々
白ワイン － 大さじ1
しょうゆ － 小さじ2

作り方

1. さけは塩をふって5分ほどおき、キッチンペーパーで水けをふく。玉ねぎは薄切りにする。レモンは輪切りにする。バターは2等分に切る。

2. 耐熱皿に玉ねぎ、さけの順にのせ、**A**をふり、レモン、バターをのせて白ワインをふる。ふんわりとラップをかけ、電子レンジで6分加熱し、しょうゆをかける。

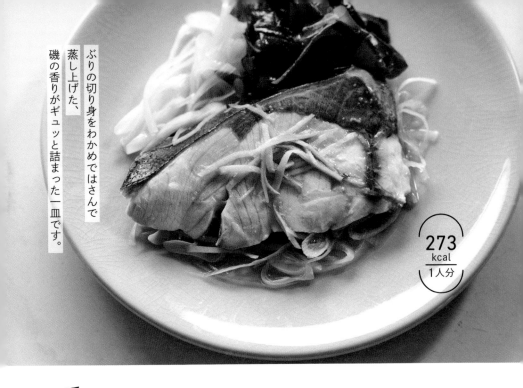

ぶりの切り身をわかめではさんで蒸し上げた、磯の香りがギュッと詰まった一皿です。

273
kcal
1人分

ぶりのわかめ蒸し

材料［2人分］

ぶり – 2切れ(200g)
長ねぎ – ½本
わかめ(塩蔵) – 20g
しょうが – 1かけ
酒 – 小さじ1
塩 – 小さじ¼
A 酒 – 50㎖
　 水 – 50㎖
　 しょうゆ – 小さじ½
しょうゆ – 小さじ2
ゆず – ½個

作り方

1. ぶりは酒をふり、塩を両面にまぶして10分ほどおき、キッチンペーパーで水けをふく。

2. わかめは水でもどして塩抜きをし、水けを絞ってざく切りにする。長ねぎは斜め薄切にする。しょうがはせん切りにする。

3. フライパンに **A**、長ねぎを入れ、中火にかける。ふつふつしてきたらわかめの半量、ぶり、しょうが、残りのわかめの順に重ねてふたをし、弱めの中火にして3分ほど蒸す。弱火にしてさらに3分ほど蒸す。

4. 器に **3** を盛り、しょうゆをかけ、ゆずをしぼる。

豚肉・牛肉・魚のメインおかず

87

\ PART 3 /

Healthy Recipes

EXTRA
FILLING

お肉にプラス！
おいしいかさ増し
レシピ

かさ増し食材

絹ごし
100g
56
kcal

木綿
100g
73
kcal

豆腐

ひき肉と混ぜて使うことが多いです。ポイントは少し粒感を残すこと。ひき肉と食感が似るので、かさ増し感が目立ちません。

栄養メモ 大豆の良質なたんぱく質を含み、必須アミノ酸のバランスも良い。女性ホルモンに似た働きをもつイソフラボンや健康な細胞を維持するレシチンも豊富。

100g
34
kcal

えのきたけ

細かく刻んでひき肉に混ぜ込みます。かさが増えるだけでなく、シャキシャキした食感やうまみも増すのがいいところ。

栄養メモ 食物繊維、ビタミンB₁、B₂、ビタミンDのもととなるエルゴステロールが多め。鉄も含んでいる。

キャベツ

せん切りキャベツを塩もみして水分を抜くと、キャベツがたくさん食べられます。しんなりするので、肉とのなじみもよくなります。

100g
21
kcal

栄養メモ ビタミンCが豊富。とくに外側の葉や葉脈に多く含まれる。カルシウムの吸収を助け、骨を強くするビタミンKも多い。

もやし（緑豆もやし）

形状を生かして麺の代わりにしたり、ポキポキ折ってお肉と一体化させたり。使い方次第でメニューのバリエーションが広がります。

100g
15
kcal

栄養メモ もやしは野菜の中でもカロリーが低いので、ダイエットの強い味方。ビタミンB₂、食物繊維が比較的豊富。

100g
16
kcal

わかめ（塩蔵・塩抜きしたもの）

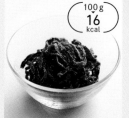

ふだんから肉にも魚にも積極的に組み合わせて食べています。食物繊維もとれて、ふわっと漂う磯の香りにも癒やされます。

栄養メモ 食物繊維、ミネラル、ビタミンに富む。骨を丈夫にするビタミンK、ヨウ素、カルシウム、鉄も多く含む。

281
kcal
1人分

豆腐の水分でふっくら焼き上げた
上品な甘辛あんの和風ハンバーグです。
きのこも一緒に焼いて、
香ばしさとうまみをプラスしています。

ふっくら豆腐ハンバーグのきのこあん

材料 [2人分]

鶏ひき肉 − 200g
絹ごし豆腐 − 100g
好みのきのこ (写真はしいたけ、
　　まいたけ) − 100g
A 片栗粉 − 小さじ1
　顆粒鶏がらスープの素 − 小さじ½
　しょうゆ − 小さじ½
　塩 − 小さじ⅓
　こしょう − 少々
　長ねぎ(みじん切り) − 5cm分
　おろししょうが − 小さじ½
酒 − 小さじ1
B 酒 − 大さじ1
　みりん − 大さじ1
　しょうゆ − 小さじ2
　片栗粉 − 小さじ1
　水 − 100㎖
油 − 小さじ1

作り方

1. 豆腐はキッチンペーパーで包み、5分ほど
   おいて軽く水きりする。きのこは食べやす
   い大きさに切る(または手でほぐす)。

2. ポリ袋にひき肉、豆腐、Aを入れ、豆腐の
   大きい粒がなくなるまでよくもむ。

3. フライパンに油を引く。2の袋の端を切っ
   て2等分にしぼり出し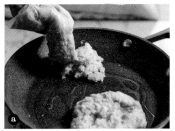、スプーンでだ円
   形に成形する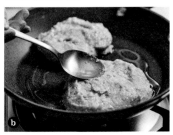。

4. 3を中火にかけて2分ほど焼く。こんがり
   と色づいたら裏返してきのこをのせ、酒を
   ふってふたをし、弱火で3〜4分蒸し焼き
   にする。器に盛る。

5. Bを混ぜて4のフライパンに入れ、中火に
   かけ、絶えず混ぜる。ふつふつしてきたら1
   分弱煮立ててとろみをつける。4のハンバ
   ーグにかける。

袋の端を1か所切り、フライ
パンにしぼり出し、スプーン
で形を整えれば、手が汚れ
ません。

かさ増しPOINT

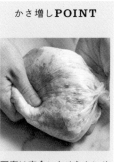

豆腐は完全になめらかにせ
ず、ひき肉と同じくらいの
小さい粒が残る程度にもみ
ます。

せりとれんこんの
ふわふわレンチン蒸し

材料 [2人分]

鶏ひき肉 − 200g

絹ごし豆腐 − 100g

せり − ½束(50g)

れんこん − 100g

A 片栗粉 − 小さじ1

　　顆粒鶏がらスープの素 − 小さじ½

　　しょうゆ − 小さじ½

　　塩 − 小さじ⅓

　　こしょう − 少々

　　長ねぎ(みじん切り) − 5㎝分

　　おろししょうが − 小さじ½

酒 − 大さじ2

作り方

1. せりは葉、茎、根をよく洗い、4〜5㎝長さに切る(根は捨てない)。れんこんは皮をむく。

2. ポリ袋にひき肉、豆腐、**A**を入れ、豆腐の大きい粒がなくなるまでよくもむ。

3. 2の袋の端を切って耐熱皿にしぼり出し **ⓐ**、スプーンで広げる **ⓑ**。上にれんこんをスライサーで薄切りにしてのせ、せりをのせる。酒をふり、ふんわりとラップをかけて電子レンジで4〜5分加熱する。

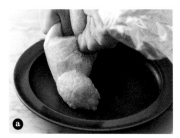

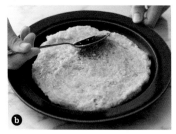

袋の端を1か所切り、耐熱皿にしぼり出します。スプーンで平らに広げれば、手が汚れることもありません。

かさ増しPOINT

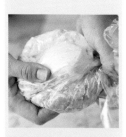

豆腐は完全になめらかにせず、ひき肉と同じくらいの小さい粒々を残し、食感をそろえます。

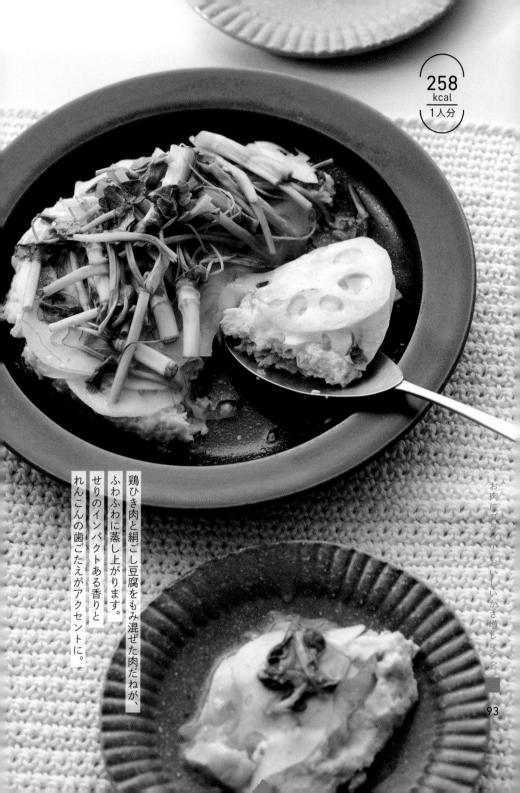

お肉にプラスで、おいしいかさ増しレシピ

鶏ひき肉と絹ごし豆腐をもみ混ぜた肉だねが、
ふわふわに蒸し上がります。
せりのインパクトある香りと
れんこんの歯ごたえがアクセントに。

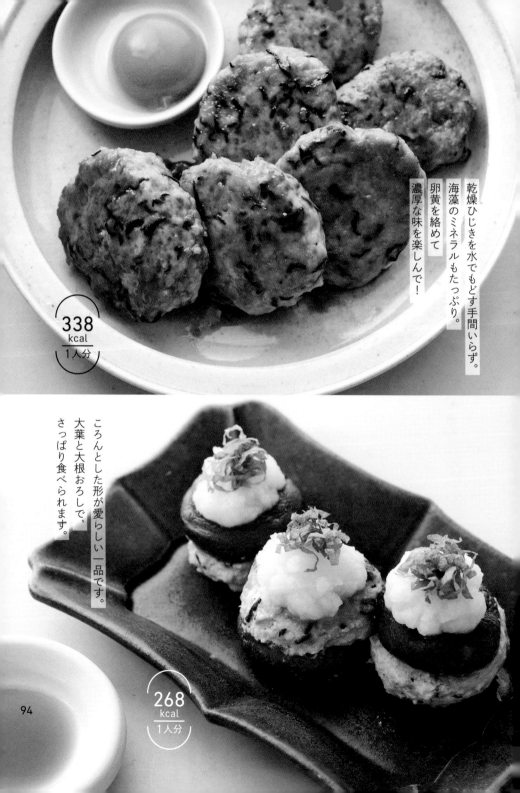

乾燥ひじきを水でもどす手間いらず。
海藻のミネラルもたっぷり。
卵黄を絡めて
濃厚な味を楽しんで！

338
kcal
1人分

ころんとした形が愛らしい一品です。
大葉と大根おろしで、
さっぱり食べられます。

268
kcal
1人分

豆腐ひじきつくね

材料 [2人分]

鶏ひき肉 – 200g
絹ごし豆腐 – 100g
A 乾燥ひじき – 大さじ1（3g）
片栗粉 – 大さじ1
おろししょうが – 小さじ1
B しょうゆ – 大さじ1
酒 – 大さじ1
みりん – 大さじ1
砂糖 – 小さじ1
油 – 小さじ1
卵黄 – 1個分

作り方

1. ポリ袋にひき肉、豆腐、**A** を入れ、豆腐の大きい粒がなくなるまでよくもむ。

2. フライパンに油を引く。**1** の袋の端を切って6等分にしぼり出し、スプーンで小判形に成形する。中火にかけ、3分ほど焼く。こんがりと色づいたら裏返し、ふたをして弱めの中火で2～3分焼く。

3. **2** に **B** を加えて煮絡める。器に盛り、卵黄を添える。

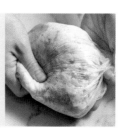

かさ増しPOINT

ひき肉と豆腐を合わせてよくもみ、かさ増しを。ひじきは水でもどさなくても OK。豆腐の水分で、もんでいるうちにもどります。

豆腐ひじきつくねの
ふっくらしいたけ詰め

材料 [2人分]

鶏ひき肉 – 200g
絹ごし豆腐 – 100g
しいたけ – 6～8個
A 乾燥ひじき – 大さじ1（3g）
片栗粉 – 大さじ1
顆粒鶏がらスープの素 – 小さじ1/2
塩 – ひとつまみ
おろししょうが – 小さじ1
米粉 – 適量
酒 – 大さじ1
ごま油 – 小さじ1
大葉 – 3枚
大根おろし – 適量
好みでポン酢しょうゆ – 適量

作り方

1. ポリ袋にひき肉、豆腐、**A** を入れ、豆腐の大きい粒がなくなるまでよくもむ。

2. しいたけは軸を落とし、かさの裏に米粉を薄くまぶす。**1** の袋の端を切り、かさの裏にこんもりとしぼり出し、スプーンで表面をなめらかに整える。

3. フライパンにごま油を中火で熱し、**2** を並べて1～2分焼く。しいたけに焼き色がついたら裏返し、酒をふってふたをし、弱火で4～5分焼く。

4. 器に盛り、大根おろしとせん切りにした大葉をのせ、好みでポン酢しょうゆを添える。

絶対バレない豆腐そぼろ

ご飯のお供

材料 [2人分]

鶏ひき肉 − 120g
木綿豆腐 − 150g
A｜ 酒 − 大さじ1
　｜ みりん − 大さじ1
　｜ しょうゆ − 大さじ1
　｜ 砂糖 − 小さじ1

作り方

1. 豆腐はキッチンペーパーで包み、耐熱皿にのせて電子レンジで2分加熱する。へらでギューッとおさえながら水きりする。Aは混ぜる。

2. フライパンに豆腐を入れ、へらでつぶしながら炒める。水分が飛び、ポロポロになったらひき肉を加え、ほぐしながら炒める。

3. ひき肉の色が変わったらAを加え、汁けがなくなるまで炒める。

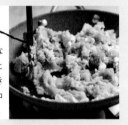

かさ増しPOINT

仕上がりがべちゃっとしないように、豆腐はしっかりと水きりします。炒めるときも水分を飛ばしながらポロポロになるまでしっかりと。

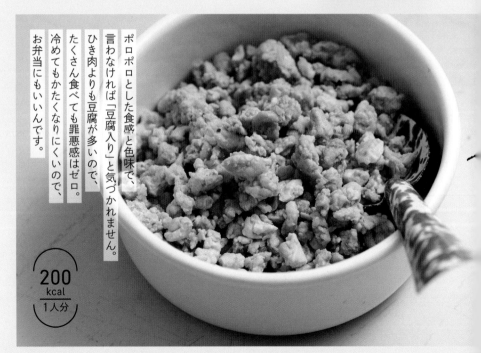

ポロポロとした食感と色味で、言わなければ「豆腐入り」と気づかれません。ひき肉よりも豆腐が多いので、たくさん食べても罪悪感はゼロ。冷めてもかたくなりにくいので、お弁当にもいいんです。

200
kcal
1人分

96

豆腐そぼろのベジビビンバ

材料 [2人分]

絶対バレない豆腐そぼろ－全量
紫キャベツ(せん切り)－100g分
にんじん(せん切り)－¼本分
ズッキーニ(せん切り)－½本分
温泉卵－2個
玄米ご飯－200g

A | 塩－小さじ¼
　　| 酢－大さじ2
　　| 砂糖－小さじ2
B | ごま油－小さじ1
　　| 炒り白ごま－小さじ1
　　| 塩－ひとつまみ
C | 塩－小さじ¼
　　| ごま油－小さじ1
　　| 炒り白ごま－小さじ1
炒り白ごま－適量

作り方

1. 紫キャベツは**A**の塩をふってよくもみ、10分ほどおく。水けを絞り、**A**の酢、砂糖で和える。

2. にんじんは耐熱ボウルに入れてふんわりとラップをかけ、電子レンジで30秒〜1分加熱し、しんなりさせる。粗熱を取って水けを絞り、**B**で和える。

3. ズッキーニは**C**の塩をふって10分ほどおき、水けを絞り、**C**のごま油、ごまで和える。

4. 器に玄米ご飯、豆腐そぼろ、**1〜3**、温泉卵をのせ、ごまをふる。

豆腐そぼろを使って
アレンジ

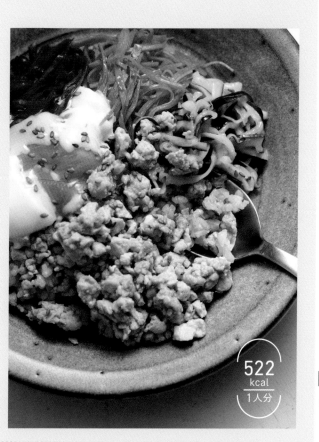

522
kcal
1人分

お肉にプラス！ おいしいかさ増しレシピ

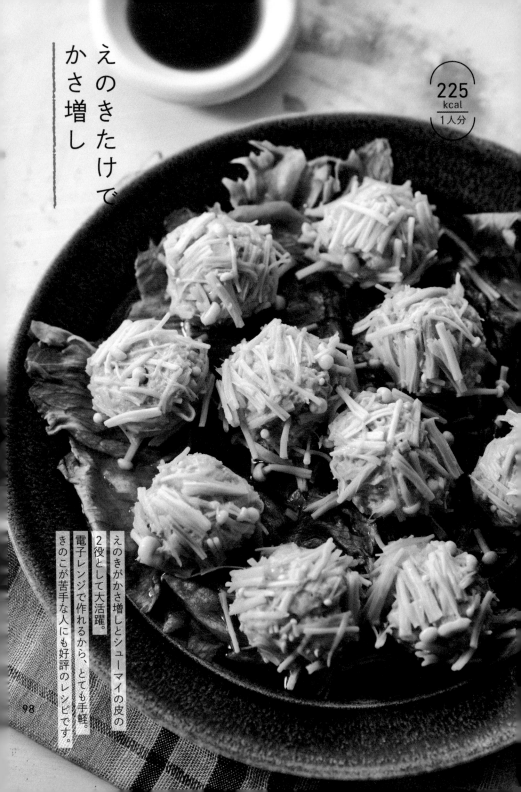

えのきたけで
かさ増し

えのきがかさ増しとシューマイの皮の
2役として大活躍。
電子レンジで作れるから、とても手軽。
きのこが苦手な人にも好評のレシピです。

98

レンチンえのきシューマイ

材料 [2人分]

鶏ひき肉 – 200g
えのきたけ – 1袋(100g)
玉ねぎ – ⅙個
レタス – 2枚
A 酒 – 小さじ1
　　片栗粉 – 小さじ1
　　砂糖 – 小さじ½
　　塩 – ふたつまみ
　　こしょう – 少々
　　おろししょうが – 小さじ½
酒 – 小さじ1
練り辛子 – 適量
酢じょうゆ – 適量

作り方

1. えのきたけは半量をみじん切り、残りを2〜3cm長さに切る。玉ねぎはみじん切りにする。

2. ボウルにひき肉、みじん切りにしたえのきたけ、玉ねぎ、**A**を入れ、練り混ぜる。白っぽくまとまったら10等分に丸める。バットなどに2〜3cm長さに切ったえのきたけを広げ、肉だんごの表面にはりつける。

3. 耐熱皿にレタスをちぎって敷き、**2**をのせる。酒をふってふんわりとラップをかけ、電子レンジで5分加熱する。辛子と酢じょうゆを添える。

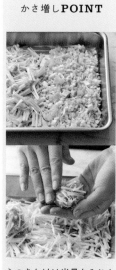

かさ増しPOINT

えのきたけは半量をみじん切りにして肉だんごのたねに加えてかさ増し。残る半量は長めに切ってシューマイの皮の代わりに使います。

えのきだんごの黒酢あん

材料 [2人分]

鶏ひき肉 – 120g
えのきたけ – ½袋 (50g)
ピーマン – 1個
赤パプリカ – ½個
玉ねぎ – ⅙個

A 黒酢 – 大さじ2
しょうゆ – 大さじ1
砂糖 – 大さじ1
みりん – 大さじ½
水 – 大さじ2

B 酒 – 小さじ1
片栗粉 – 小さじ1
塩 – ふたつまみ
こしょう – 適量
おろししょうが – 小さじ1

C 片栗粉 – 小さじ1
水 – 小さじ2

油 – 小さじ2

作り方

1. えのきたけはみじん切りにする。ピーマン、パプリカ、玉ねぎは2cm大の乱切りにする。**A**は混ぜる。

2. ボウルにひき肉、えのきたけ、**B**を入れ、スプーンで練り混ぜる。白っぽくなったらスプーン2本で丸め、肉だんごを6〜8個作る **a**。

3. フライパンに油小さじ1を中火で熱し、**2**を並べて全体に焼き色をつける。水小さじ1 (分量外) を加えてふたをし、弱火で2〜3分蒸し焼きにし、取り出す。

4. **3**のフライパンに油小さじ1を中火で熱し、ピーマン、パプリカ、玉ねぎを炒める。玉ねぎが透き通ってきたら**3**を戻し入れ、**A**を加えて煮絡める。火を弱め、**C**を混ぜて加え、ひと煮立ちさせる。

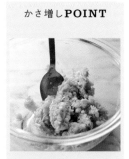

かさ増しPOINT

みじん切りにしたえのきたけをひき肉に加えてかさ増しします。全体がひとまとまりになるまで、ムラなくよく混ぜましょう。

a

スプーン1本で肉だねを適量すくい、もう1本のスプーンも使って丸く成形すれば手が汚れません。もちろん手で丸めても、OKです。

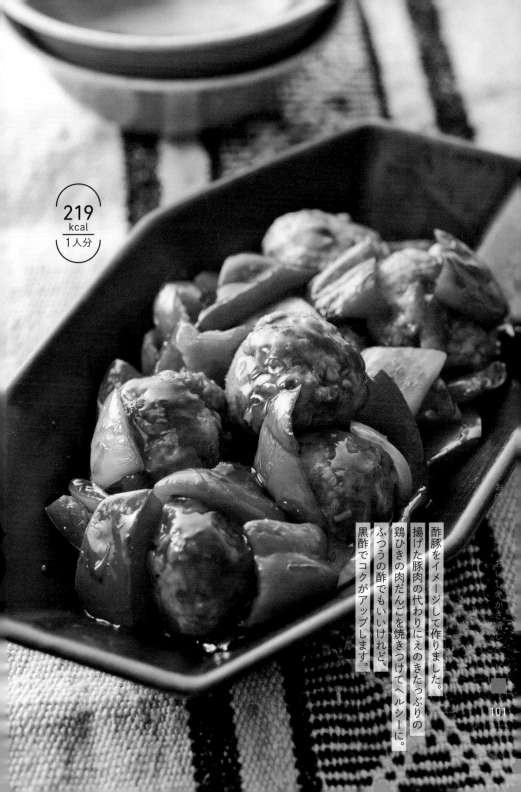

219
kcal
1人分

酢豚をイメージして作りました。
揚げた豚肉の代わりにえのきたっぷりの
鶏ひきの肉だんごを焼きつけてヘルシーに。
ふつうの酢でもいいけれど、
黒酢でコクがアップします。

101

えのきだんごのうま塩キャベツスープ

材料 [2人分]

鶏ひき肉 – 120g
えのきたけ – ½袋(50g)
キャベツ – ⅙個
A 酒 – 小さじ1
  片栗粉 – 小さじ1
  塩 – ふたつまみ
  こしょう – 少々
  おろししょうが – 小さじ1
B 水 – 500㎖
  顆粒鶏がらスープの素 – 小さじ1
  塩 – 小さじ⅓

作り方

1. えのきたけはみじん切りにする。キャベツはざく切りにする。

2. ボウルにひき肉、えのきたけ、**A** を入れ、スプーンで白っぽくなるまで練り混ぜる。

3. 鍋に **B** を入れて強火にかけ、沸騰したら中火にし、**2** をスプーン2本で丸め、肉だんごを6〜8個作り、落とし入れる。ふたをして2分ほど煮る。

4. キャベツを加え、再びふたをして2分ほど煮る。

かさ増しPOINT

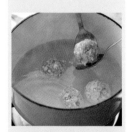

ひき肉にみじん切りのえのきたけを加え、かさ増し肉だんごに。スプーンに肉だねがくっつく場合は、スプーンを水、または油に軽くくぐらせてから丸めましょう。

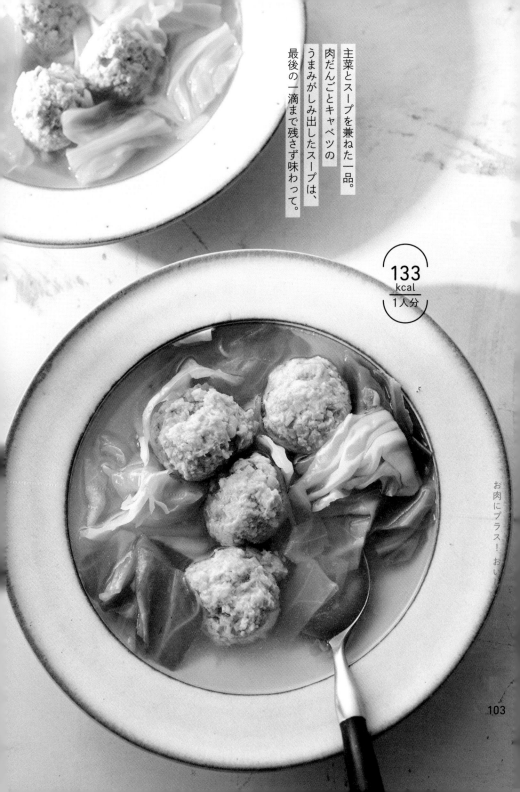

主菜とスープを兼ねた一品。
肉だんごとキャベツの
うまみがしみ出したスープは、
最後の一滴まで残さず味わって。

133
kcal
1人分

お肉にプラス！おい

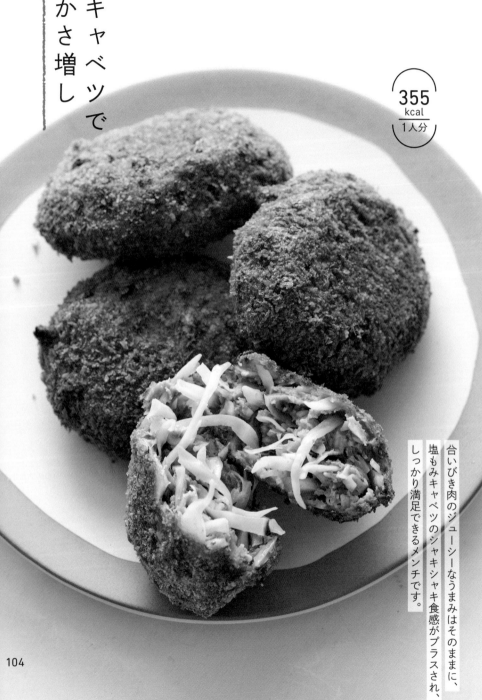

355
kcal
1人分

合いびき肉のジューシーなうまみはそのままに、
塩もみキャベツのシャキシャキ食感がプラスされ、
しっかり満足できるメンチです。

半分キャベツのメンチカツ

材料［2人分］
合いびき肉 – 150g
キャベツ – ⅙個
塩 – 小さじ¼
A パン粉 – 大さじ1
溶き卵 – ½個分
塩 – ひとつまみ
こしょう – 少々
ナツメグ – 適量
米粉 – 適量
溶き卵 – ½個分
パン粉 – 適量
揚げ油 – 適量

作り方

1. キャベツはせん切りにし、塩をふってよくもみ、15分ほどおいて水けをよく絞る。

2. ボウルに**1**、ひき肉、**A**を入れ、粘りが出るまでよくこねる。4等分にして小判形に成形し、米粉、溶き卵、パン粉の順にまぶす。

3. 揚げ油を170℃に熱して**2**を入れ、両面にこんがりと色がつくまで3分30秒～4分揚げる。

かさ増しPOINT

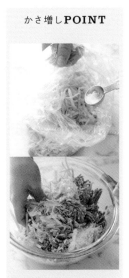

キャベツは塩もみをしてしんなりさせると、ひき肉と一体化して成形しやすくなります。かさが減ってたっぷり加えられるのもポイント。

塩もみキャベツたっぷり
米粉のお好み焼き

材料 ［2人分］

豚ロース薄切り肉 − 120g
キャベツ − ⅙個
塩 − 小さじ¼
A 米粉 − 大さじ1
　　卵 − 1個
　　削り節 − 1袋弱 (2.5g)
　　桜えび − 大さじ1
油 − 小さじ1
お好み焼きソース − 適量
青のり − 適量
削り節 − 適量

作り方

1. キャベツはせん切りにし、塩をふってよくもみ、15分ほどおいて水けをよく絞る。

2. ボウルに **1**、**A** を入れてよく混ぜる。

3. フライパンに油小さじ½を中火で熱し、**2** の半量を入れて広げ、豚肉の半量を広げてのせる。ふたをして2分ほど焼き、裏返し2〜3分焼く。残りも同様に焼く。

4. 器に盛り、ソースをかけ、青のり、削り節をのせる。

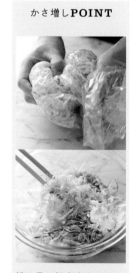

かさ増しPOINT

粉の量は極力少なめにし、キャベツをたっぷり使ってかさ増し。キャベツは塩もみしてから使うと生地がまとまりやすくなります。

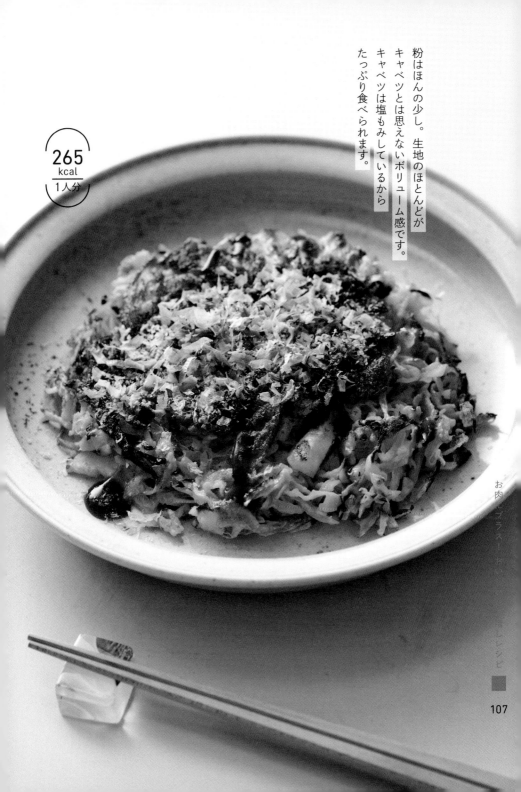

265
kcal
1人分

粉はほんの少し。生地のほとんどが
キャベツとは思えないボリューム感です。
キャベツは塩もみしているから
たっぷり食べられます。

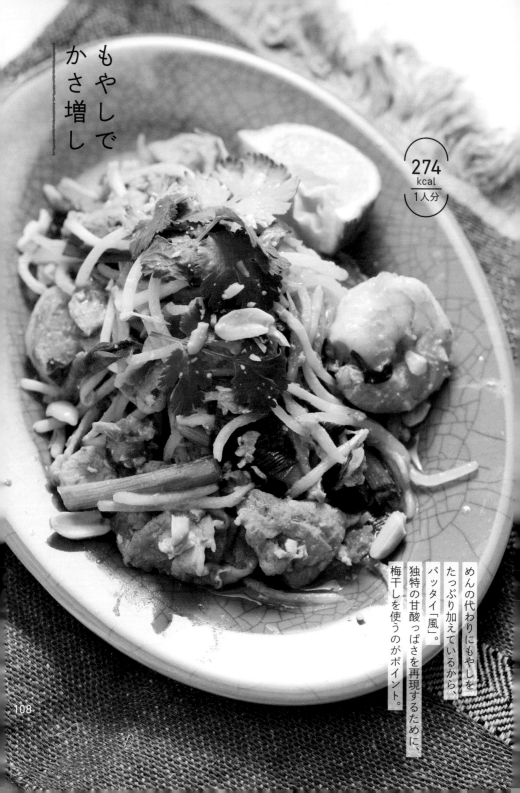

もやしでかさ増し

274
kcal
1人分

めんの代わりにもやしを
たっぷり加えているから、
パッタイ「風」。
独特の甘酸っぱさを再現するために、
梅干しを使うのがポイント。

もやしのパッタイ風

材料 [2人分]

豚もも薄切り肉 − 100g
もやし − 1袋(200g)
むきえび − 10尾(100g)
にら − 5本
卵 − 1個
A ┃ ナンプラー − 大さじ1
　　┃ 砂糖 − 大さじ1
　　┃ オイスターソース − 大さじ½
　　┃ スイートチリソース − 大さじ½
　　┃ 酢 − 大さじ½
　　┃ 梅干し − 1個
ピーナッツ − 10g
好みでパクチー − 2〜3本
桜えび − 大さじ2
油 − 小さじ1
ライム(くし形切り) − ¼個分

作り方

1. えびは背わたを取って洗い、キッチンペーパーで水けをふく。豚肉は食べやすい大きさに切る。にらは5cm長さに切る。卵は割りほぐす。ピーナッツは粗く刻む。パクチーは食べやすく切る。

2. フライパンに**A**を入れて中火にかける。梅干しをつぶしながらふつふつとしてとろみがつくまで2分ほど加熱し、取り出す。種は取り除く。

3. フライパンをさっとふいて油を中火で熱し、えび、豚肉を炒める。色が変わったらもやしを加えて炒め、もやしがやや透き通ってきたら卵を回し入れる。ざっと混ぜて卵に火が入ってきたら**2**、桜えび、にらを加えて手早く炒め合わせる。

4. 器に**3**を盛り、ピーナッツとパクチーを散らし、ライムを絞る。

かさ増し**POINT**

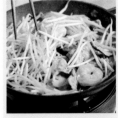

めんの代わりにもやしをたっぷり加えて、かさ増しします。

豚もやしの
オニオンソース

材料 [2人分]

豚もも薄切り肉 − 150g
もやし − ½袋(100g)

A 片栗粉 − 大さじ1
　　酒 − 大さじ½
　　塩 − 少々
　　こしょう − 少々

B しょうゆ − 大さじ1½
　　酒 − 大さじ1
　　みりん − 大さじ1
　　酢 − 大さじ1
　　おろし玉ねぎ − ¼個分

油 − 小さじ1
サニーレタス − 適量

作り方

1. ポリ袋にもやしを入れ、もみながら細かく折る。

2. 豚肉は細切りにして粗みじんに切り、**1**のポリ袋に加え、**A**も加えてもみ混ぜる。

3. フライパンに油を引き、**2**を4等分にして入れ、だ円形に成形する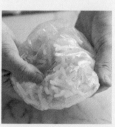。中火にかけて2〜3分焼き、裏返してふたをし、弱火で3〜4分焼き、器に盛る。

4. **3**のフライパンに**B**を入れ、中火にかける。ふつふつとしてややとろみがついたら火を止め、**3**にかける。サニーレタスを添える。

かさ増しPOINT

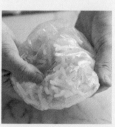

もやしはポリ袋に入れてももむようにしてポキポキ折ります。包丁で刻むよりも楽ちん。

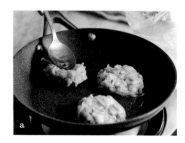

豚肉ともやしをよく混ぜたら、スプーンですくってフライパンの上にのせて成形します。

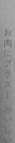

細かく切った豚もも薄切り肉と
ポキポキ折ったもやしを丸めて焼きました。
ひと口食べて初めてもやしを感じる、
楽しい一品です。

223
kcal
1人分

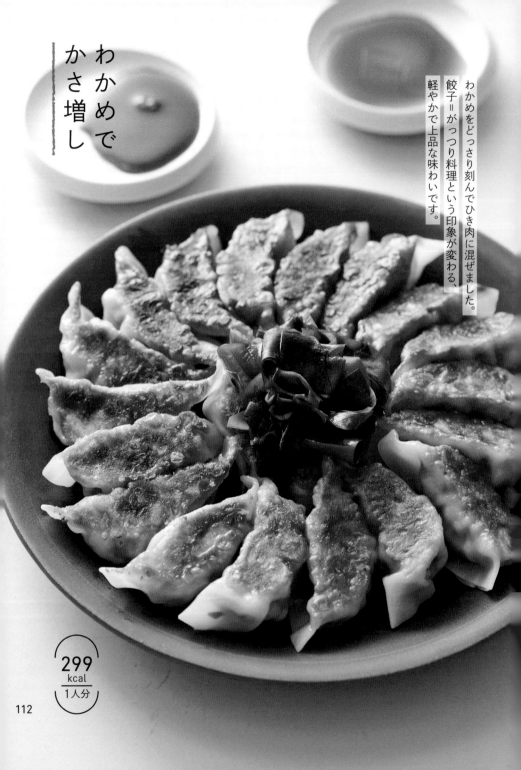

わかめで
かさ増し

わかめをどっさり刻んでひき肉に混ぜました。
餃子＝がっつり料理という印象が変わる、
軽やかで上品な味わいです。

299
kcal
1人分

わかめたっぷり焼き餃子

材料[2〜3人分]

豚ひき肉 – 150g
わかめ(塩蔵) – 25g
白菜 – 150g
A 片栗粉 – 小さじ1
　ごま油 – 小さじ1
　塩 – 小さじ½
　しょうゆ – 小さじ½
　おろししょうが – 小さじ½
餃子の皮 – 20枚
油 – 小さじ2
ごま油 – 適量
酢じょうゆ – 適量

作り方

1. わかめは水でもどして塩抜きをし、水けを絞る。⅕量はざく切りにして飾り用に取っておく。残りはみじん切りにする。

2. 白菜はみじん切りにし、耐熱ボウルに入れてふんわりとラップをかけ、電子レンジで1分加熱する。ラップを外して粗熱を取り、水けをしっかり絞る。

3. 大きめのボウルにひき肉、**A**を入れ、粘りが出て白っぽくなるまで練り混ぜる。みじん切りのわかめ、白菜を加えてさらに混ぜ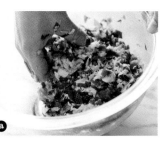、ラップをかけて冷蔵室で30分ほど休ませる。

4. 餃子の皮1枚につき**3**のたね½₀量をのせ、皮の縁に水をつけて半分に折り、ひだを寄せながら包む。

5. フライパンに油を引き、**4**を並べて中火にかける。焼き色がついたら弱火にし、餃子が1cmほど浸るまで水(分量外)を注ぎ、ふたをして5分ほど蒸し焼きにする。

6. ふたを取って中火にし、余分な水分を飛ばす。仕上げにごま油を細く回し入れ、カリッと焼く。器に盛り、飾り用わかめをのせ、酢じょうゆを添える。

たねの材料を一度に混ぜると水っぽくなるので、先にひき肉と調味料を混ぜてからわかめと白菜を加えます。

かさ増しPOINT

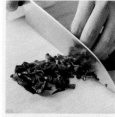

餃子のたねのひき肉は少なめにし、わかめのみじん切りをたっぷり加えてかさ増しします。

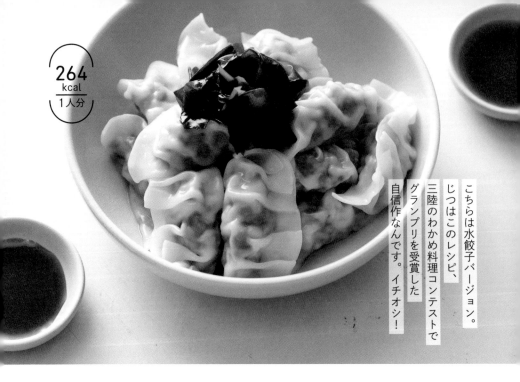

こちらは水餃子バージョン。じつはこのレシピ、三陸のわかめ料理コンテストでグランプリを受賞した自信作なんです。イチオシ！

わかめたっぷり水餃子

材料 [2〜3人分]

豚ひき肉 − 150g
わかめ(塩蔵) − 25g
白菜 − 150g
A 片栗粉 − 小さじ1
　 ごま油 − 小さじ1
　 塩 − 小さじ½
　 しょうゆ − 小さじ½
　 おろししょうが − 小さじ½
餃子の皮 − 20枚
酢じょうゆ − 適量

作り方

1. わかめたっぷり焼き餃子(p.112)の作り方 1〜4 をおこなう。

2. 鍋にたっぷりの湯をわかし、餃子を入れる。すべて浮いてきたら30秒〜1分ゆで、器に盛る。仕上げに飾り用わかめをのせ、酢じょうゆを添える。

\ catalogue /

Healthy Recipes

SIDE DISHES

野菜たっぷり！
ヘルシー副菜
カタログ

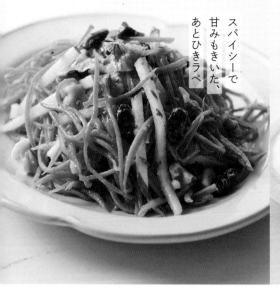

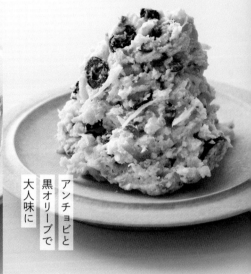

スパイシーで甘みもきいた、あとひきラペ

アンチョビと黒オリーブで大人味に

にんじんとりんごの クミンラペ

267 kcal 1人分

材料 [2人分]

にんじん －1本
りんご －¼個
くるみ (ロースト) －20g
レーズン －20g
A オリーブオイル －大さじ2
　白ワインビネガ　大さじ1
　粒マスタード －小さじ1
　はちみつ －小さじ½
　クミンシード －小さじ½〜1
　塩 －ひとつまみ

作り方

1. にんじんはせん切りにする。りんごは皮つきのままません切りにする。くるみは粗く刻む。

2. ボウルに A を入れて混ぜ、1、レーズンを加えて和える。

大人のポテサラ

209 kcal 1人分

材料 [2人分]

じゃがいも －3個 (300〜350g)
玉ねぎ －⅙個
アンチョビフィレ －4〜5枚
黒オリーブ (種なし) －5個
酢 －小さじ1
A マヨネーズ －大さじ2
　粒マスタード －大さじ1
　塩 －少々
　こしょう －少々

作り方

1. じゃがいもは洗い、水けをふかずにラップで包み、電子レンジで5〜6分加熱する。熱いうちに皮をむき、ボウルに入れてざっくりつぶし、酢をまぶして粗熱を取る。

2. 玉ねぎは薄切りにし、5分ほど水にさらして水けを絞る。アンチョビは粗みじんに切り、オリーブは輪切りにする。

3. 1のボウルに2、A を加えて和える。

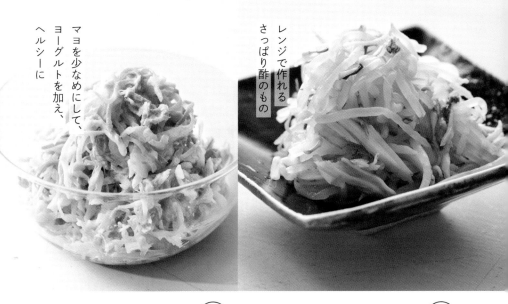

マヨを少なめにして、ヨーグルトを加え、ヘルシーに

レンジで作れるさっぱり酢のもの

さっぱり コールスロー

155 kcal 1人分

材料 [2人分]
キャベツ － ¼個
にんじん － ⅓本
ツナ水煮缶 － 1缶(70g)
塩 － 小さじ½
A プレーンヨーグルト － 大さじ2
　　マヨネーズ － 大さじ2
　　砂糖 － 小さじ1
　　レモン汁 － 小さじ1
　　塩 － ひとつまみ
　　こしょう － 少々

作り方
1. キャベツはせん切りにする。にんじんもせん切りにする。これらをボウルに入れて塩をふり、さっと和えて5分ほどおき、水けを絞る。ツナは水けをしっかりきる。
2. 1のボウルに **A**、ツナを加えて和える。

もやしと かにかまの甘酢

67 kcal 1人分

材料 [2人分]
もやし － 1袋(200g)
かに風味かまぼこ － 4本
A 酢 － 大さじ4
　　砂糖 － 大さじ1
　　塩 － 小さじ¼
　　水 － 大さじ1

作り方
1. もやしは耐熱ボウルに入れてふんわりとラップをかけ、電子レンジで2〜3分加熱する。水けを絞り、粗熱を取る。かにかまは割く。
2. ボウルに **A** を入れて混ぜ、**1**を和える。

野菜たっぷり！ ヘルシー副菜カタログ

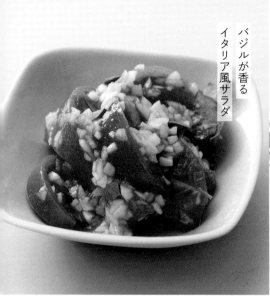

バジルが香る
イタリア風サラダ

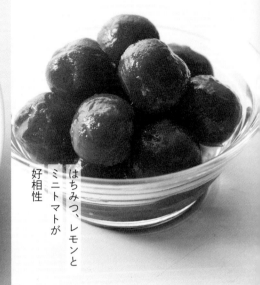

はちみつ、レモンと
ミニトマトが
好相性

トマトと玉ねぎの サラダ

136 kcal / 1人分

材料 [2人分]

トマト－2個

新玉ねぎ(玉ねぎでも可)－½個

バジル－4枚

A 酢－大さじ2

オリーブオイル－大さじ1

はちみつ－小さじ2

塩－ひとつまみ

作り方

1. トマトはくし形に切る。新玉ねぎはみ じん切りにして5分ほど水にさらし、 水けを絞る。バジルは手でちぎる。

2. ボウルに**A**を入れて混ぜ、**1**を和える。

ミニトマトの ハニーマリネ

99 kcal / 1人分

材料 [2人分]

ミニトマト－10〜15個

A レモン汁－½個分

はちみつ－大さじ2

塩－ふたつまみ

作り方

1. ミニトマトはへたの反対側に爪ようじ を1か所刺して穴をあける(トマトに張り がある場合は2、3か所穴をあける)。

2. 鍋に湯をわかし、ミニトマトをさっとゆ でる。氷水に取り、やさしく皮をむく。

3. ボウルに**A**を入れて混ぜ、**2**を和える。

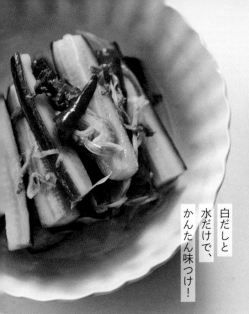

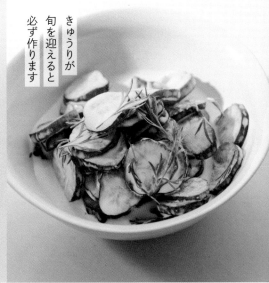

白だしと水だけで、かんたん味つけ！

きゅうりが旬を迎えると必ず作ります

きゅうりとみょうがと大葉の浅漬け

21 kcal 1人分

材料［2人分］

きゅうり－2本
大葉－3枚
みょうが－1個
赤唐辛子－1本
A 白だし－大さじ2
水－大さじ1

作り方

1. きゅうりは横に3等分、縦に4つ割りにする。大葉はせん切りにする。みょうがは斜め薄切りにする。赤唐辛子は半分に折り、種を除く。

2. 保存袋に1、Aを入れ、冷蔵室に半日ほどおいて味をなじませる。

きゅうりとディルのヨーグルトサラダ

63 kcal 1人分

材料［2人分］

きゅうり－2本
ディル－2～3本
塩－ふたつまみ
A プレーンヨーグルト－大さじ2
マヨネーズ－大さじ1
レモン汁－小さじ1
塩－小さじ¼
おろしにんにく－少々

作り方

1. きゅうりは5mm幅の輪切りにする。塩をまぶしてよくもみ、5～10分おいて水けをきる。ディルは葉をちぎる。

2. ボウルにAを入れて混ぜ、1を加えて和える。

野菜たっぷり！ ヘルシー副菜カタログ

119

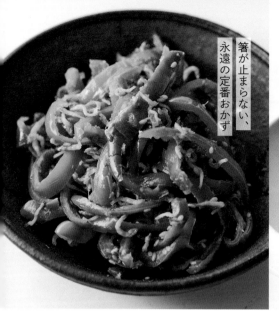

箸が止まらない、永遠の定番おかず

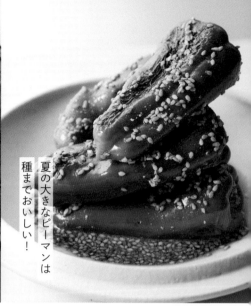

夏の大きなピーマンは種までおいしい！

ピーマンじゃこ

47 kcal 1人分

材料 [3人分]
ピーマン – 5個
ちりめんじゃこ – 15g
A 酒 – 大さじ1
しょうゆ – 小さじ1
砂糖 – 小さじ1
炒り白ごま – 小さじ1
削り節 – ½袋(1.5〜2g)
ごま油 – 小さじ1

作り方

1. ピーマンは縦に6〜8mm幅に切る。

2. フライパンにごま油を中火で熱し、ちりめんじゃこを炒める。やや色づいてカリッとしたらピーマンを加え、全体に油がまわるように2分ほど炒める。

3. 2に**A**を加えて炒め、ほぼ汁けが飛んだら火を止め、ごま、削り節を加えて絡める。

丸ごとピーマン

59 kcal 1人分

材料 [3人分]
ピーマン – 5個
A めんつゆ – 大さじ2
酢 – 大さじ1
水 – 大さじ1弱
炒り白ごま – 大さじ1弱
ごま油 – 小さじ2

作り方

1. ピーマンはフォークで数か所穴をあける（または、手で軽くつぶす）。**A**はよく混ぜる。

2. フライパンにごま油を中火で熱し、ピーマンの表面に油を絡めながら焼く。焼き色がついたらふたをして弱火で5分ほど蒸し焼きにする（途中で何度かフライパンをゆする）。

3. 器に**2**を盛り、**A**をかける。

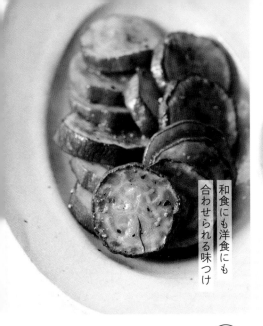

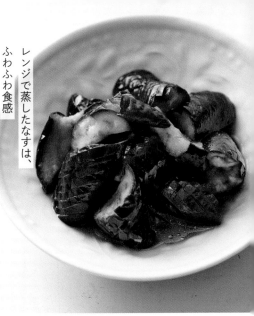

和食にも洋食にも合わせられる味つけ

レンジで蒸したなすは、ふわふわ食感

ズッキーニの和洋マリネ

112 kcal 1人分

材料 [2人分]
ズッキーニ－1本
A しょうゆ－大さじ1
オリーブオイル－大さじ1
塩－少々
粗びき黒こしょう－たっぷり
オリーブオイル－小さじ2

作り方
1. ズッキーニは6～7mm幅の輪切りにする。**A**はバットに入れて混ぜる。

2. フライパンにオリーブオイルを中火で熱し、ズッキーニの両面をこんがりと焼き、塩、粗びき黒こしょうをふって全体に絡める。

3. 2を**A**で和える。

レンチンなす南蛮

125 kcal 1人分

材料 [2人分]
なす－3本
A しょうゆ－大さじ1
酢－大さじ1
砂糖－大さじ1
赤唐辛子－½本
油－大さじ1～2

作り方
1. なすはへたを切り落として縦半分に切り、皮目に格子状に切り込みを入れ、乱切りにする。**A**は混ぜる。

2. なすに油を絡めて耐熱皿に並べ、ふんわりとラップをかけて電子レンジで3分加熱する。

3. 器に2を盛り、**A**をかける。

野菜たっぷり！ ヘルシー副菜カタログ

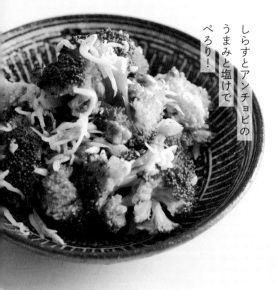

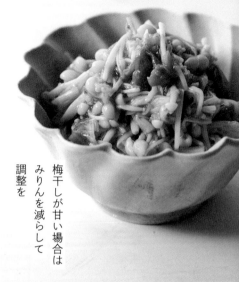

しらすとアンチョビの
うまみと塩けで
ぺろり！

梅干しが甘い場合は
みりんを減らして
調整を

ブロッコリーとしらすの
アンチョビオイル

68
kcal
1人分

材料 [2人分]

ブロッコリー － ½株

しらす干し － 20g

アンチョビフィレ － 1～2枚

おろしにんにく － 少々

オリーブオイル － 小さじ2

作り方

1. ブロッコリーは小房に切り分ける。耐熱皿に入れて水大さじ1（分量外）をふり、ふんわりとラップをかけて電子レンジで3分加熱し、水けをきる。

2. 1の粗熱が取れたら、にんにく、しらす干し、刻んだアンチョビ（フォークでつぶしてもよい）、オリーブオイルで和える。

えのきの梅なめたけ

53
kcal
1人分

材料 [3人分]

えのきたけ － 1袋（100g）

梅干し（甘くないタイプ）－ 2個

A みりん － 大さじ2

しょうゆ － 大さじ1弱

酢 － 大さじ½

砂糖 － ふたつまみ

水 － 大さじ3

削り節 － 1袋（3～4g）

作り方

1. えのきたけは3等分の長さに切る。

2. 鍋にえのきたけ、梅干し、**A**を入れて中火にかけ、梅干しをつぶしながら混ぜる。

3. 水分が少なくなってきたら弱火にし、削り節を加えて完全に水分が飛ぶ前に火を止める（梅干しの種は取り除く）。

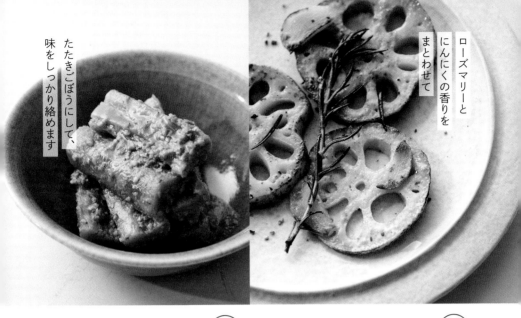

たたきごぼうにして、味をしっかり絡めます

ローズマリーとにんにくの香りをまとわせて

ごぼうのごま酢和え

69 kcal 1人分

材料 [2人分]

ごぼう － ½本（75g）

A｜砂糖 － 大さじ1
｜酢 － 大さじ½
｜しょうゆ － 大さじ½
｜すり白ごま － 大さじ1

作り方

1. ごぼうは皮をこそげて5㎝幅に切る。鍋に湯をわかしてごぼうを4〜5分ゆで、水けをきる。

2. まな板に**1**をのせ、めん棒でたたいて軽くひびを入れる。

3. ボウルに**A**を入れて混ぜ、**2**を加えて和える。

れんこんグリル

110 kcal 1人分

材料 [2人分]

れんこん － 150g

にんにく － 1〜2かけ

ローズマリー － 2本

塩 － ふたつまみ

粗びき黒こしょう － 適量

オリーブオイル － 大さじ1

作り方

1. れんこんは皮つきのまま7〜8㎜幅に切る。にんにくは3等分の薄切りにする。

2. フライパンにオリーブオイル、ローズマリー、にんにくを入れ、弱火で加熱し、香りが立ったら、にんにくを取り出す。

3. **2**のフライパンにれんこんを並べ、中火で焼く。焼き色がついたら裏返して塩をふり、にんにくを戻し入れ、ふたをして弱火で2〜4分焼く。

4. 器にれんこんを盛り、にんにく、ローズマリーをのせ、こしょうをふる。好みで塩ひとつまみ（分量外）をかける。

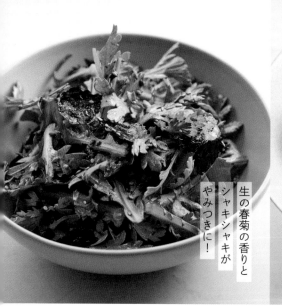

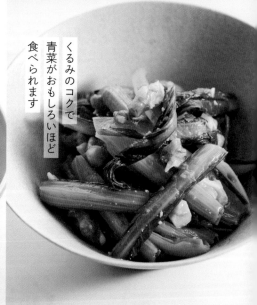

生の春菊の香りとシャキシャキがやみつきに！

くるみのコクで青菜がおもしろいほど食べられます

春菊チョレギ

$\begin{array}{c} 57 \\ \text{kcal} \\ \hline 1人分 \end{array}$

材料 [2人分]

春菊 − ½袋(100g)
焼きのり(全形) − 1枚
A ┃ ごま油 − 小さじ2
┃ しょうゆ − 小さじ½
┃ 炒り白ごま − 小さじ1

作り方

1. 春菊は4cm長さに切る。のりはちぎる。

2. ボウルに**1**、**A**を入れて和え、塩少々 (分量外) で味を調える。

小松菜のくるみ和え

$\begin{array}{c} 87 \\ \text{kcal} \\ \hline 1人分 \end{array}$

材料 [2人分]

小松菜 − ½束(100g)
くるみ(ロースト) − 20g
A ┃ しょうゆ − 小さじ1½
┃ 砂糖 − 小さじ1

作り方

1. 鍋にたっぷりの湯をわかし、小松菜を さっとゆでて冷水に取る。水けをよく 絞り、4〜5cm長さに切る。くるみは 粗く刻む。

2. ボウルに**1**、**A**を入れ、和える。

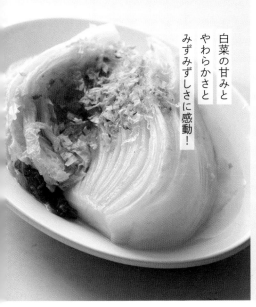

白菜の甘みとやわらかさとみずみずしさに感動！

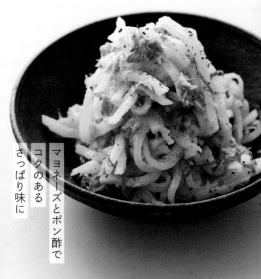

マヨネーズとポン酢でコクのあるさっぱり味に

白菜のくったり蒸し

(24 kcal 1人分)

材料 [2人分]
白菜 − ⅙株
水 − 100㎖
削り節 − ½袋(1.5〜2g)
好みでしょうゆ − 適量

作り方

1. 白菜は芯のかたい部分を切り落とし、横半分に切る。

2. 鍋に白菜、分量の水を入れ、中火にかける。ふつふつとしてきたらふたをして弱火にし、くったっとするまで蒸し煮にする(途中ふたを開け、上下を返す。水分がなくなっていたら適宜水を足す)。

3. 器に2を盛り、削り節をかけ、好みでしょうゆをかける。

大根ツナサラダ

(48 kcal 1人分)

材料 [4人分]
大根 − ⅓本(350g)
大葉 − 5枚
ツナ水煮缶 − 1缶(70g)
A │ マヨネーズ − 大さじ1
　　　ポン酢しょうゆ − 大さじ1
　　　粗びき黒こしょう − 適量

作り方

1. 大根は太めのせん切りにする。塩小さじ⅓ (分量外) をまぶしてもみ、10〜15分おいて水けをよく絞る。大葉はせん切りにする。ツナは水けをきる。

2. ボウルに **A** を入れて混ぜ、**1**を加えて和える。

AFTERWARDS
おわりに

最後にもう一度伝えたい
キレイにやせるのに大切なこと

　現役時代のダイエットにのめり込んでいた頃。少しでもカロリーを落としたいという気持ちに駆られ、気がついたら必要最低限の食材を詰めただけの、色も味気もない茶色いお弁当を持ち歩くという時もありました。当時は、もっと細くならなくちゃ、もっと変わらなくちゃと、苦しかったことを覚えています。

　そこからさまざまな経験をし、カロリーだけを気にした食事ではなく、心も満たされているかを重要視するようになりました。同じカロリーのおかずでも彩りを追加したり、調理法を工夫してカロリーは低いままにボリューム感を出してみたりと、少しのアイディアと工夫で、ワクワクできる食事を考えるようになりました。

　自分へのリマインドにもなりますが、心が満たされるから、我慢という感覚はなく継続してヘルシーな食事を続けることができ、体形もキープすることができるのです。みなさんどうか無理をしないことを第一に！ バランスを心がけた食事をしてください。

　この本が、みなさんのキレイと健康に役立つことを願っています。

にこまお

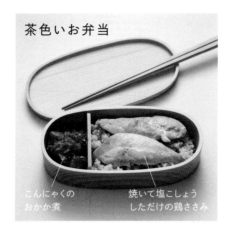

茶色いお弁当

こんにゃくの
おかか煮

焼いて塩こしょう
しただけの鶏ささみ

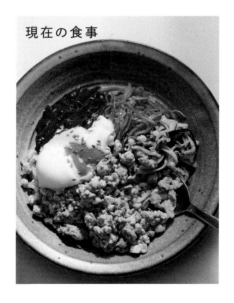

現在の食事

にこまお（長尾麻央）

ヘルシー料理家・ヨガ講師

元フィギュアスケートシンクロ日本代表。選手現役中にストイックな体重制限の反動で摂食障害を患う。引退後は一般企業での就業を経て、自身が心身不調に陥った経験から、フードコーディネーター、食育インストラクター、ヨガ講師の資格を取得し、栄養学の知識や心身との向き合い方について学びを深める。料理家のアシスタントを経て独立。現在はイベントやTV出演をはじめ、Instagramを中心に、心身に優しい食生活や体を労わるヘルシーなレシピを届けている。著書に『元フィギュアスケーター料理家が作る 太りたくないヘルシーレシピ』（KADOKAWA刊）がある。

Instagram @nikomao_kitchen　　　Twitter @nikomao_
　　　　　　@nikomao_yoga　　　　　TikTok @nikomao_
　　　　　　　　　　　　　　　　　　YouTube @nikomao_kitchen

気づいたらキレイにやせている！

メインのおかず

2023年6月15日　初版発行

著者　　　にこまお
発行者　　山下直久
発行　　　株式会社KADOKAWA
　　　　　〒102-8177　東京都千代田区富士見2-13-3
　　　　　電話 0570-002-301（ナビダイヤル）
印刷所　　凸版印刷株式会社
製本所　　凸版印刷株式会社